Sedigheh Amooee
Mahboubeh Gharib
Parsa Ravanfar

Cistectomia laparoscópica: o efeito na reserva ovárica

Sedigheh Amooee
Mahboubeh Gharib
Parsa Ravanfar

Cistectomia laparoscópica: o efeito na reserva ovárica

ScienciaScripts

Imprint
Any brand names and product names mentioned in this book are subject to trademark, brand or patent protection and are trademarks or registered trademarks of their respective holders. The use of brand names, product names, common names, trade names, product descriptions etc. even without a particular marking in this work is in no way to be construed to mean that such names may be regarded as unrestricted in respect of trademark and brand protection legislation and could thus be used by anyone.

Cover image: www.ingimage.com

This book is a translation from the original published under ISBN 978-3-659-83380-9.

Publisher:
Sciencia Scripts
is a trademark of
Dodo Books Indian Ocean Ltd. and OmniScriptum S.R.L publishing group

120 High Road, East Finchley, London, N2 9ED, United Kingdom
Str. Armeneasca 28/1, office 1, Chisinau MD-2012, Republic of Moldova, Europe
Managing Directors: Ieva Konstantinova, Victoria Ursu
info@omniscriptum.com

Printed at: see last page
ISBN: 978-620-8-41438-2

ÍNDICE DE CONTEÚDOS

CAPÍTULO 1

INTRODUÇÃO

Os quistos dos ovários, definidos como sacos cheios de líquido que se desenvolvem no interior dos ovários, estão presentes em quase todas as mulheres na pré-menopausa e em 18% das mulheres na pós-menopausa nos Estados Unidos. De acordo com esta definição, os folículos de Graaf de cada ciclo menstrual que podem ser detectados por ecografia em mulheres na pré-menopausa são considerados quistos dos ovários. Tirando partido das tecnologias de imagiologia mais avançadas e do desenvolvimento de serviços médicos, o diagnóstico de quistos do ovário tem aumentado drasticamente nos últimos tempos. Embora causem grande preocupação às doentes e aos seus familiares, a grande maioria dos quistos do ovário é de natureza benigna. Os tumores benignos do ovário têm uma tendência mínima para a transformação maligna **(1, 2)**.

As intervenções cirúrgicas para a eliminação de quistos benignos do ovário são maioritariamente obrigatórias quando as morbilidades subsequentes são intoleráveis ou perigosas. A apresentação clínica e a morbilidade causadas pelos tumores benignos do ovário resultam principalmente do seu efeito de massa nas estruturas circundantes. Estes incluem o aumento da pressão sobre o intestino, interferindo com os movimentos normais do trato gastrointestinal, ou sintomas urinários, como a micção, devido à pressão da massa sobre a bexiga. A plenitude abdominal, o inchaço, a azia e o desconforto durante as relações sexuais são exemplos de queixas frequentes de doentes com quistos do ovário de grandes dimensões. As duas principais complicações dos quistos do ovário são a rutura e a torção do ovário **(3, 4)**. A rutura de quistos do ovário é uma causa comum de consultas no serviço de urgência de ginecologia, que pode resolver-se sem intervenção ou levar a doente ao bloco operatório. A dor severa é gerada pela irritação peritoneal pelo sangue e outros ingredientes do fluido do quisto. A hemorragia de um quisto do ovário roto pode comprometer o estado hemostático normal e levar a um choque hemorrágico que exige uma intervenção cirúrgica imediata **(5, 6)**. A torção do ovário ocorre muito mais frequentemente em ovários com quistos maiores do que 4 cm. A torção do ovário, que se apresenta com náuseas/vómitos acompanhados de dor abdominal intensa e/ou febre, é uma emergência ginecológica que conduz à necrose do ovário envolvido e à ooforectomia, caso não se proceda urgentemente à sua detorsão cirúrgica. Algumas doentes têm vários episódios de torções incompletas que se resolvem espontaneamente, mas que contribuem para dor e morbilidade graves, bem como para várias idas às urgências **(7)**.

Os quistos do ovário também podem complicar para tumores malignos do ovário. A taxa de transformação maligna é variável de acordo com o tipo de quisto do ovário, mas, geralmente, os quistos com mais de 10 cm, com níveis elevados de CA-125 e achados ecográficos sugestivos de malignidade, tais como heterogeneidade, septação, elevado fluxo sanguíneo na parte sólida e irregularidade dos bordos, são considerados de alto risco de malignidade.

O prognóstico geral dos quistos benignos do ovário é excelente com uma gestão conservadora. Os quistos do ovário assintomáticos são geralmente geridos de forma expetante através de exames imagiológicos seriados e do acompanhamento com marcadores tumorais. A intervenção cirúrgica para a ressecção de quistos do ovário depende muito da probabilidade de evolução maligna da massa, dos sintomas causados pelo efeito da massa e da decisão da doente.

A cistectomia do ovário pode ser efectuada por laparotomia ou por via laparoscópica. Independentemente da realização de laparotomia ou laparoscopia, as complicações mais frequentes da cistectomia do ovário são a hemorragia e a dor. O derrame do conteúdo do quisto, especificamente no teratoma quístico, resulta em irritação peritoneal grave ou o conteúdo dos endometriomas pode espalhar-se na cavidade pélvica. Uma das considerações importantes na cistectomia do ovário é a manutenção da reserva ovárica durante a excisão do quisto, especialmente em doentes preocupadas com a preservação da sua fertilidade. Danos não intencionais ao tecido ovariano normal durante a hemostasia intra-operatória ou procedimentos de cistectomia podem comprometer a reserva folicular ovariana. Este dano é altamente determinado pela técnica cirúrgica. Para avaliar a reserva ovárica e a sua variação, estudos recentes optaram por medir os níveis séricos da hormona anti-Mulleriana. Os achados desses estudos em relação a essa questão são conflitantes. Nalguns estudos, foi relatada uma diminuição significativa da AMH após a cistectomia dos ovários, o que contribuiu para a diminuição da reserva ovárica. Esta diminuição foi registada como incompletamente recuperável 3 meses após a cirurgia. Outros estudos não registaram danos significativos na reserva ovárica ou diminuição irreversível da AMH **(8, 9)**.

O presente estudo tem como objetivo avaliar as alterações nos níveis séricos de AMH em doentes submetidas a cistectomia ovárica por cistadenomas mucinosos do ovário, cistos dermóides e cistadenomas serosos.

CAPÍTULO 2

REVISÃO DA LITERATURA

2-1 Quistos do ovário

Os quistos dos ovários (sem contar com os folículos fisiológicos dos ciclos menstruais normais) estão presentes em 6-7% das mulheres assintomáticas na pré-menopausa **(10, 11)**. A prevalência de lesões ováricas em idades pós-menopáusicas aumenta para 17% dos indivíduos saudáveis **(12)**. Em controvérsia com este achado, em 2004, Castillo e colegas investigaram 8794 mulheres pós-menopáusicas e relataram uma prevalência de 2,5% de quisto do ovário unilocular simples **(13)**. Taxas mais altas de prevalência foram relatadas por outros pesquisadores, como 14,8% no estudo de Wolf et al, e 17% por Levine et al **(14, 15)**. No estudo de Valentin sobre achados de autópsia de 52 mulheres na pós-menopausa, os cistos anexiais foram detectados em 54% dos casos. Esta variação de resultados pode ser causada por diferenças nas populações de estudo investigadas em cada estudo. O efeito da população de estudo foi observado como uma prevalência medida mais baixa em populações de estudo maiores. Outro determinante dos resultados de cada estudo foram os critérios de inclusão e exclusão da pesquisa, especialmente o tamanho máximo da lesão a ser incluída no estudo, que variou de 5 a 10 cm em diferentes investigações. Num grande estudo de coorte de 15 735 pessoas de uma população saudável realizado para rastreio do cancro da próstata, do pulmão, colorrectal e do ovário em 2010, os autores investigaram a prevalência, os factores de risco e os resultados de quistos simples do ovário em mulheres. A prevalência de cistos simples foi de 14%, com uma taxa de incidência de 8% em um ano. Os resultados foram significativos para uma prevalência ligeiramente mais elevada de quistos simples em mulheres com idades compreendidas entre os 55 e os 59 anos, em comparação com indivíduos mais velhos, enquanto a taxa de incidência de um ano não variou significativamente em função da idade. O estudo mencionado sugeriu probabilidades reduzidas de quisto simples do ovário em mulheres com 60-64 anos em comparação com o grupo etário dos 55-59 anos, fumadoras em comparação com as que nunca fumaram e mulheres com a primeira gravidez depois dos 25 anos de idade. As consumidoras de álcool e as mulheres com antecedentes de quistos benignos do ovário e cirurgia ginecológica prévia apresentaram um rácio de probabilidade mais elevado de quisto simples do ovário. Verificou-se que as mulheres com menopausa precoce (< 40 anos) apresentavam um risco mais elevado de quisto simples do ovário do que as mulheres com menopausa entre os 50 e os 54 anos **(16)**. Os resultados resumidos do estudo mencionado são apresentados na tabela 1-1.

Tabela 1-1. Resultados do estudo de Greenlee et al relativamente aos factores determinantes da prevalência de quistos nos ovários

Characteristic		Prevalence rate (%)	Odds ratio
Age			
	55-59	15.6	Ref
	60-64	13.2	0.83
	65-69	13.3	0.97
	70-74	13.4	1.01
Education			
	<12 y	11.8	0.85
	Completed high school	13.6	Ref
	Some college	14.6	1.11
	College graduate	15.8	1.32
	Postgraduate	13.6	1.19
Smoking			
	Never smoked	14.1	Ref
	Current smoker	11.5	0.75
	Former smoker	14.7	1.04
First degree family history of breast cancer			
	No	13.8	Ref
	Yes	15.3	1.12
	Unknown	15.0	N/A
Total years of oral contraceptive use			
	0	13.2	Ref
	<1	15.2	1.02
	2-3	14.7	0.95
	4-5	12.4	0.94
	6-9	11.2	0.94
	>10	13.9	0.97
Age at first pregnancy			
	Never pregnant	12.2	0.82
	<20	15.6	1.04
	20-24	14.7	ref
	25-29	12.4	0.85
	>30	11.2	0.71
Number of pregnancies			
	Never pregnant	12.2	N/A
	1	13.5	1.25
	2	12.8	0.97
	3-4	14.5	Ref
	5-9	15.1	0.97
	>10	12.2	0.72

Terapia de substituição hormonal

	No	12.5	Ref
	Yes	14.9	1.09
	Don't know	11.5	N/A
Age at menopause			
	<40	24.7	2.09
	40-44	15.7	1.26
	45-49	11.6	0.93
	50-54	11.9	Ref
	>55	15.1	1.24
Previous gynecologic surgery			
	No	11.4	Ref
	Yes	18.2	1.48
	Don't know	3.1	N/A
History of benign ovarian tumors or cysts			
	No	13.7	Ref
	Yes	17.8	1.29
Use of NSAIDs or aspirin			
	No	13.5	Ref
	Yes	14.5	1.00
History of infertility			
	No	13.9	Ref
	Yes	15.1	0.95

Os quistos do ovário variam de pequenos quistos simples benignos a quistos malignos gigantes e persistentes. Enquanto a probabilidade de malignidade para quistos simples pequenos é inferior a 1%, os quistos ovarianos gigantes multiloculares têm 36% de probabilidade de transformação maligna e até 70% de probabilidade de invasão regional no momento do diagnóstico. A classificação dos quistos do ovário desempenha um papel importante no planeamento da gestão e da estratégia de abordagem. Geralmente, os quistos do ovário são classificados em quistos funcionais e não funcionais. Os quistos funcionais são os que se formam no ciclo menstrual fisiológico, não indicando qualquer causa patológica subjacente. Os quistos foliculares, os quistos do corpo lúteo e os quistos tecais estão incluídos neste grupo. Os quistos não funcionais desenvolvem-se como resultado de infecções, desequilíbrios endocrinológicos, ou alterações neoplásicas. A Figura 1-1 demonstra a classificação dos quistos do ovário quanto às suas caraterísticas funcionais **(17)**.

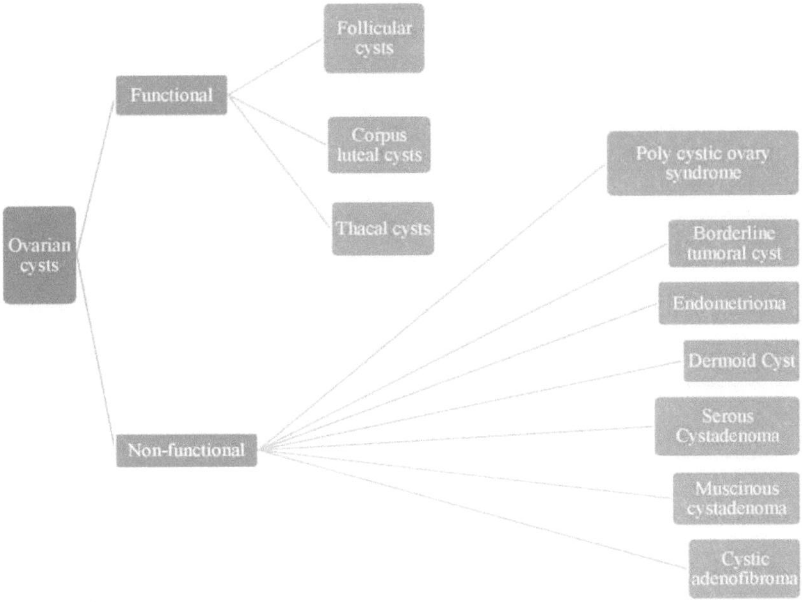

Figura 1-1. Classificação do quisto do ovário quanto às caraterísticas funcionais

Outra classificação que categoriza os quistos do ovário pela sua etiologia proporciona mais benefícios clínicos para a determinação das estratégias de tratamento. Esta classificação inclui as classes fisiológica, infecciosa, neoplásica benigna, neoplásica maligna e metastática. Esta classificação é apresentada na figura 1-2 **(18)**.

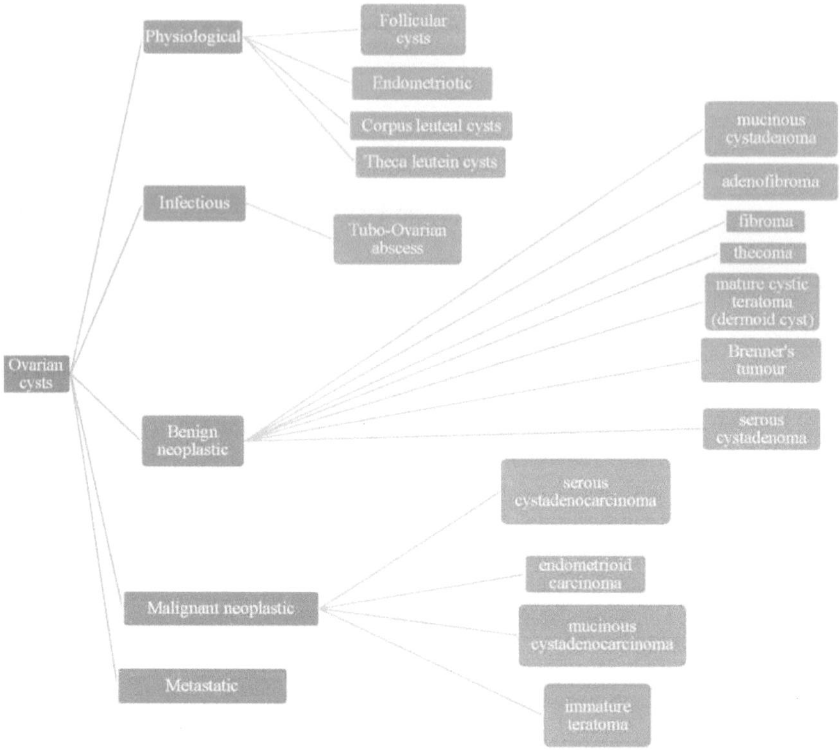

Figura 1-2. Classificação etiológica dos quistos do ovário

1.1.1. Quistos simples

O quisto simples do ovário é definido como uma estrutura redonda de paredes finas preenchida por líquido no interior do ovário, sem septação interna, loculação ou compartimentos não fluidos. Os quistos simples estão presentes em 6% das mulheres assintomáticas na pós-menopausa. Em idades pré-menopáusicas, os quistos simples são diagnosticados em percentagens mais elevadas de indivíduos, uma vez que os quistos funcionais fisiológicos, como os quistos foliculares ou os quistos lúteos, são erradamente diagnosticados como quistos simples persistentes **(19, 20)**. Com a introdução da imagiologia ultra-sónica de alta resolução, os quistos simples do ovário são diagnosticados incidentalmente durante os programas de rastreio de rotina para tumores do ovário, embora a maioria dos casos seja assintomática. O tratamento expetante é a abordagem mais adequada para os quistos simples do ovário assintomáticos. Para monitorizar qualquer variação de tamanho ou desenvolvimento de aparência maligna no interior do quisto, está indicada a realização de ecografias seriadas. Os casos com história familiar positiva de quisto da mama ou do ovário e os casos com níveis séricos elevados de CA-125 devem ser considerados de alto risco de malignidade. Em casos de alto risco, a cistectomia ovariana é indicada **(19, 21)**. Kroon e Andolf **(22)** e Levine et al **(12)** sugeriram que, até não haver qualquer fator de risco de malignidade, a imagiologia seriada de quistos simples com menos de 50 mm é segura em mulheres pós-menopáusicas. Conforme proposto por Oyelese et al **(20)**, os seguintes critérios ultra-sonográficos devem ser considerados como sinais preditivos de transformação maligna de cistos simples:

- Diâmetro > 10 cm
- Septações múltiplas
- Septos espessos
- Componentes sólidos
- Projecções papilares
- Bilateralidade
- Ascite/líquido pélvico
- Neovascularização
- Índice de resistência Doppler < 0,4

Foram realizados vários estudos para avaliar a probabilidade de desenvolvimento de malignidade a partir de quistos simples do ovário. No estudo de Rulin e Preston, eles relataram taxas de malignidade de 3%, 10,9% e 63% para tamanhos de cisto < 50 mm, 50-100 mm e >100 mm, respetivamente. Esse resultado sugeriu uma forte correlação entre o tamanho simples do cisto e o risco de transformação maligna **(23)**. Outros estudos semelhantes chegaram a várias conclusões, como mostra a tabela a seguir. Pode-se notar que em apenas dois estudos com populações pequenas a taxa de malignidade foi maior do que em outras pesquisas. Também os tamanhos de inclusão dos quistos variaram, afectando a taxa de malignidade medida.

Tabela 1-2. Taxas de malignidade de quistos do ovário simples medidas por vários autores

Authors	Study population	Number of malignant cysts	Rate of malignancy (%)
Levine et al.**(11)**	52	0	0
Aubert et al.**(23)**	36	0	0
Conway et al.**(20)**	116	0	0
Andolf and Jorgensen **(24)**	30	0	0
Kroon and Andolf **(21)**	83	0	0
Bailey et al. **(25)**	256	0	0
Vuento et al. **(26)**	160	0	0
Hall and McCarthy **(27)**	13	1	7.7
Luxman et al. **(28)**	18	2	11
Valentin and Akrawi **(29)**	134	0	0

O risco de malignidade não é a única preocupação em relação aos quistos simples do ovário que promovem a intervenção cirúrgica. A torção do ovário, especialmente em mulheres na pré-menopausa, é uma situação de emergência e, se resultar de um quisto do ovário, exige uma cistectomia cirúrgica do ovário. Os estudos sugerem a ressecção laparoscópica mesmo de quistos do ovário de baixo risco se persistirem na ecografia de seguimento de 10 semanas **(19, 30)**.

1.1.2. Teratoma maduro (quisto dermoide):

Os teratomas são o tipo mais comum de neoplasias de células germinativas, a entidade de neoplasias malignas com origem em células germinativas primordiais. Os tumores de células germinativas do ovário representam 20 a 25% das neoplasias do ovário **(31, 32)**.

Os teratomas são, na sua maioria, de natureza benigna. Por definição, o teratoma é um tipo de tumor que se diferencia em populações de tecido de tipo somático que, fisiologicamente, têm origem em três camadas embrionárias produtivas: ectoderme, endoderme e mesoderme. Os teratomas podem ser classificados em 4 tipos principais, maduro (forma benigna), imaturo (maligno), monodérmico (altamente especializado) e a última categoria denominada "maligno devido a um componente de outra neoplasia somática maligna".

Os teratomas quísticos maduros, também conhecidos como quistos dermoides, são tumores benignos que representam 95% dos teratomas do ovário. Os teratomas quísticos maduros podem conter qualquer um dos tecidos adultos ou embrionários originários da ectoderme (pele, folículos pilosos, glândulas sebáceas), endoderme (pulmão, tecido gastrointestinal) ou mesoderme (tecido muscular) **(31)**.

Os quistos dermóides ocorrem mais frequentemente em mulheres entre os 20 e os 50 anos, mas podem ser observados em quase todas as idades **(33)**. Os quistos dermóides são na sua maioria assintomáticos, detectados incidentalmente durante procedimentos cirúrgicos ou de imagiologia para outros fins. A presença sintomática de quistos dermóides é determinada pelo tamanho da massa. A torção do ovário, as hemorragias e a rutura que causa irritação peritoneal devido à exposição ao conteúdo do quisto são os sintomas mais frequentes e também as complicações do quisto dermoide do ovário **(34)**. A torção é a complicação mais comum dos teratomas císticos maduros, ocorrendo em 3-16% dos casos. A taxa de rutura foi estimada em 1,2 a 3,8% **(35, 36)**.

A laparoscopia e a laparotomia para a cistectomia ovárica de quistos dermóides estão indicadas para a prevenção da torção e de outras complicações, bem como para a preservação do tecido ovárico e a confirmação histopatológica definitiva do diagnóstico **(36)**.

1.1.3. Cistadenoma mucinoso

thO tumor mucinoso do ovário foi descrito pela primeira vez e distinguido dos tumores serosos por Pfannenstiel no final do século XIX. Os tumores mucinosos são classificados como benignos, limítrofes e malignos com base em achados histológicos. 80 por cento dos tumores mucinosos pertencem ao grupo benigno, sendo quase todos definidos como cistadenomas mucinosos **(37)**.

Os cistadenomas mucinosos são lesões benignas, multicísticas, 5% associadas a tumores dermoides e de Brenner. Os cistadenomas mucinosos são maioritariamente lesões unilaterais que surgem bilateralmente em 5% dos casos. No aspeto macroscópico, a lesão é constituída por múltiplos quistos de paredes lisas e finas de vários tamanhos. Na avaliação histológica, os quistos são revestidos por epitélio colunar simples com grandes quantidades intracelulares de mucina e núcleos basais. A Figura 2-1 demonstra o revestimento epitelial dos cistos no cistoadenoma mucinoso **(37, 38)**.

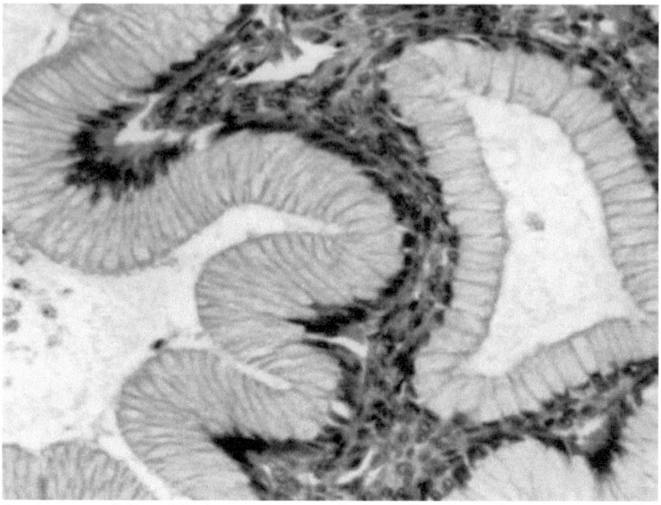

Figura 2-1. Aspeto histológico microscópico do cistadenoma mucinoso benigno

A prevalência deste tipo de quistos benignos do ovário foi registada em vários estudos. Numa série que investigou 8794 mulheres pós-menopáusicas assintomáticas que foram submetidas a ecografia transvaginal, um total de 45 casos foram operados devido ao tamanho do quisto >10 cm e ao nível sérico de CA125 >35 UI/mL. Desta população, 3 doentes, representando 6%, foram diagnosticadas como cistadenoma mucinoso **(13)**.

O tratamento dos cistadenomas mucinosos baseia-se nos níveis séricos de CA 125 e no tamanho da massa, o que leva a um efeito de pressão nas estruturas circundantes ou à torção do ovário. Tal como as estratégias de tratamento mencionadas para os quistos simples, a abordagem cirúrgica é obrigatória para os quistos grandes e para os que apresentam níveis elevados de CA 125. Para as doentes com baixo risco de malignidade ou complicações, está indicado um tratamento expetante.

1.1.4. Cistadenoma seroso

Os cistadenomas serosos são o tipo mais comum de tumores epiteliais do ovário, representando 60% dos tumores serosos do ovário. São quistos benignos, na sua maioria uniloculares, de parede fina e contendo líquido aquoso. A probabilidade de apresentação bilateral dos quistos é de 15%. Segundo a definição da Organização Mundial de Saúde (OMS), os tumores serosos são "tumores compostos por epitélio semelhante ao da trompa de Falópio ou, nalguns casos, ao epitélio de superfície do ovário" **(39, 40)**.

Na série realizada por Castillo et al, 41 doentes de 45 submetidas a cistectomia do ovário foram diagnosticadas como cistadenoma seroso, o que contribui para uma percentagem de 91% **(12)**. Num estudo de autópsia de 234 mulheres que morreram de causas não ginecológicas, com uma idade média de 75 anos, 36 (15%) dos casos tinham quisto do ovário, entre os quais havia um caso de cistadenoma seroso com caraterísticas pouco malignas **(41)**.

Seidman et al investigaram o cistadenoma seroso em 76 casos para avaliar o comportamento e a natureza dos quistos. Verificaram que 75 dos 76 casos eram não malignos. Levantaram a hipótese de o processo de desenvolvimento destes quistos ser uma resposta fisiológica e a epitelização de aglomerados acumulados de inclusões epiteliais glandulares benignas que não conseguem encontrar a saída e a expansão do quisto por resposta proliferativa do epitélio seroso que o rodeia. Sugeriram que os cistadenomas serosos são mais provavelmente uma proliferação não maligna do epitélio seroso em resposta à acumulação de inclusões aprisionadas **(39)**. Este processo é demonstrado nas figuras seguintes.

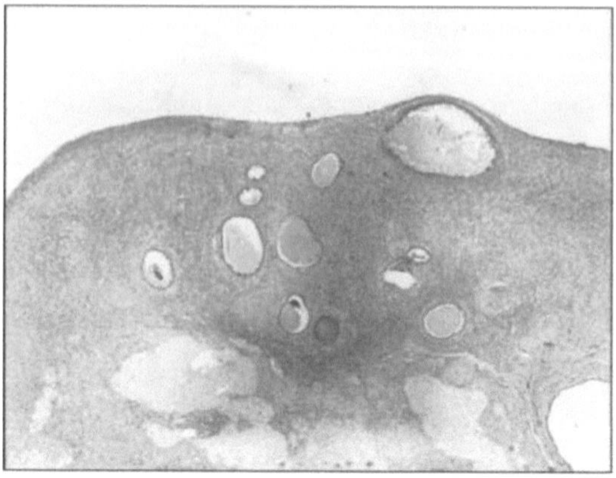

Figura 2-2. Disposição agrupada de inclusões granulares

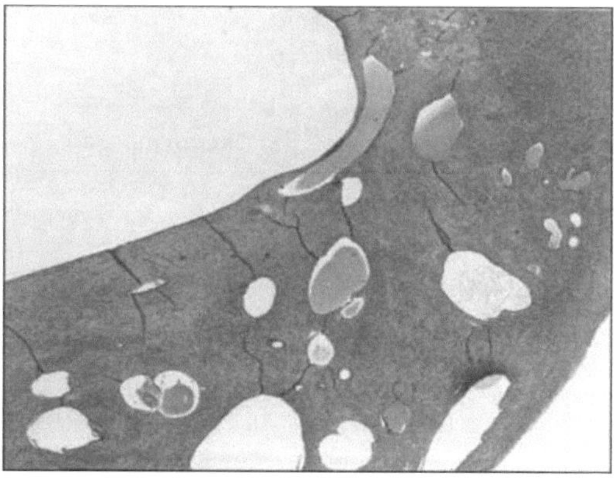

Figura 2-3. Dilatação cística de inclusões granulares agrupadas

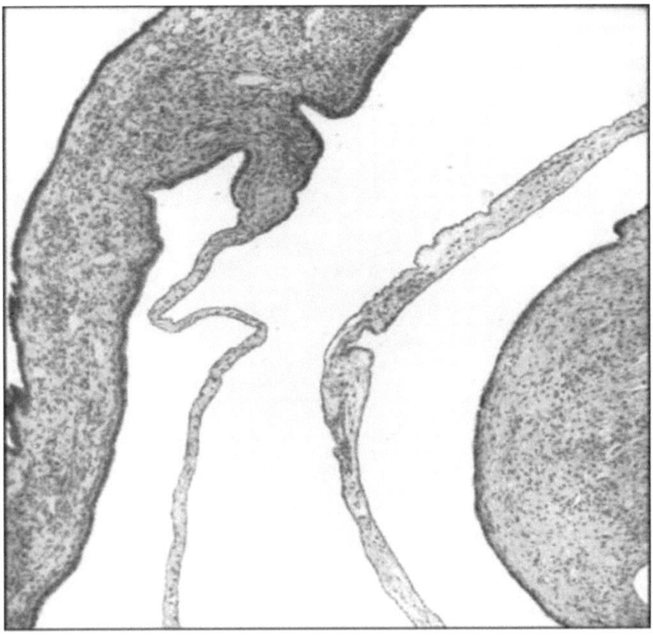

Figura 2-4. Cistoadenofibroma seroso.

As abordagens de tratamento recomendadas para o cistadenoma seroso são semelhantes às discutidas anteriormente para os quistos simples e o cistadenoma mucinoso.

2.2. avaliação da função ovárica através da medição do nível sérico da hormona anti-Mulleriana

A hormona anti-Mulleriana (AMH), também conhecida como substância/hormona/fator inibidor de Mulleriana, é uma proteína e membro da família do fator de crescimento transformador-p (TGF-p). Esta hormona é responsável pela regressão e degeneração dos ductos de Muller durante o desenvolvimento do feto masculino **(42)**. Na mulher, a AMH é produzida e segregada nos folículos em crescimento nas fases pré-antral e antral inicial **(43)**. Esta produção diminui à medida que o folículo aumenta de tamanho, como indicado na figura 2-5, adoptada do Medscape inc.

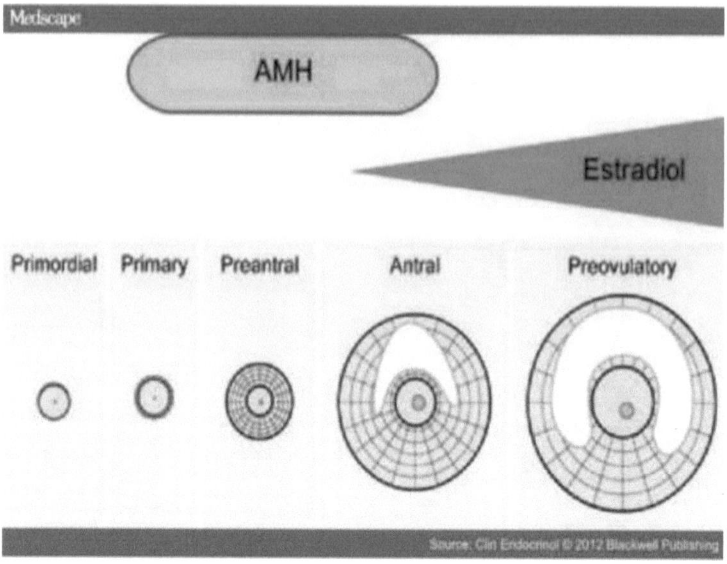

Figura 2-5. Demonstração esquemática da produção de AMH a partir de folículos em crescimento, Imagem propriedade de Medscape inc.

A partir desta afirmação, pode concluir-se que os folículos maiores e mais desenvolvidos produzem menos AMH do que os folículos pré-antrais. Assim, a medição do nível sérico de AMH foi estabelecida como avaliação paraclínica para estimar a reserva ovárica, especialmente para procedimentos de FIV. Também foi referido que os níveis de AMH diminuem com o aumento da idade, o que sugere uma diminuição da reserva ovárica **(44, 45)**.

No estudo de Riggs et al em 2008, investigaram e compararam o valor preditivo da AMH, FSH, inibina C e idade para avaliação da função e reserva ovárica. Concluíram que a AMH era o fator preditivo mais valioso da reserva ovárica e das taxas de recuperação de oócitos com elevada sensibilidade (83-84%) e especificidade (6779%) **(45)**.

Atualmente, a utilização da medição da AMH para avaliar a reserva ovárica é uma parte essencial da conceção assistida. Além disso, sempre que é necessário determinar a função ovárica, a medição da AMH é o teste paraclínico preferido **(46)**.

2.3. efeito da cistectomia ovariana na reserva ovariana na literatura existente

Os procedimentos cirúrgicos efectuados nos ovários, incluindo a cistectomia ovárica, podem causar danos não intencionais no tecido ovárico saudável, resultando numa diminuição da reserva ovárica e da fertilidade. Esta questão foi previamente estudada em alguns tipos de quistos do ovário e nos seus procedimentos cirúrgicos de excisão. Chang et al estudaram o impacto da cistectomia ovariana laparoscópica em 13 casos de endometriomas, 6 casos de teratoma maduro e 1 cistadenoma mucinoso. Mediram os níveis séricos de AMH antes da cirurgia, com 1 semana, 1 mês. 2 meses e 3 meses de acompanhamento após a operação. Os resultados foram significativos para a redução dos níveis de AMH na primeira semana após a operação, mas aumentaram nas avaliações seguintes. 3 meses após a cirurgia, o nível de AMH atingiu 65% dos valores pré-operatórios **(47)**. No outro estudo, realizado por Suksompong e colegas em 2012, foram recrutados 43 casos de endometrioma submetidos a cistectomia ovariana e os níveis de AMH foram medidos em série. Os seus resultados sugeriram uma diminuição significativa do nível de AMH após a cirurgia, que não recupera no pós-operatório. A hipótese de recuperação após a cistectomia unilateral do ovário é superior à da cirurgia bilateral **(48)**. Em 2013, Litta e colaboradores efectuaram um estudo idêntico que incluiu 25 doentes com endometrioma submetidas a cistectomia. Os seus resultados foram totalmente diferentes dos estudos publicados anteriormente. Relataram que não houve declínio significativo nos níveis de AMH, indicando uma função ovariana bem preservada após a cistectomia ovariana cirúrgica. Os autores contribuíram para este achado com técnicas cirúrgicas apropriadas e evitando a utilização de coagulação bipolar da borda ovariana **(49)**.

Foram publicados numerosos outros estudos sobre esta questão, especialmente para a cistectomia ovárica de endometriomas. Os resultados controversos e as sugestões de vários autores tornam difícil chegar a uma conclusão final definitiva.

CAPÍTULO 3
DOENTES E MÉTODOS

3.1. População do estudo

O presente estudo foi realizado como um ensaio clínico que recrutou um número total de 60 casos de quistos do ovário submetidos a cistectomia laparoscópica do ovário no hospital Zeinab, afiliado à Universidade de Ciências Médicas de Shiraz, entre agosto de 2012 e agosto de 2013. A população do estudo foi selecionada a partir de mulheres de 15-42 anos de idade que recorreram à clínica ambulatória do hospital Zeinab devido a dor pélvica com evidência imagiológica por ultra-sons sugestiva de quistos benignos unilaterais ou bilaterais simples/múltiplos do ovário (quisto dermoide, quisto simples, cistadenoma mucinoso e seroso) com mais de 4 cm de diâmetro. As doentes foram seguidas com ecografias seriadas e consultas externas. Os casos que apresentavam cistos persistentes ou sintomas intoleráveis de massa anexial eram candidatos à cistectomia ovariana laparoscópica como tratamento de escolha e foram incluídos neste estudo.

Foram considerados os seguintes critérios de exclusão para eliminar outros possíveis factores determinantes:

1. Doentes com antecedentes de suspeita ou comprovada malignidade do ovário
2. Doentes com cirurgia anexial prévia
3. Doentes com síndrome dos ovários poliquísticos
4. Evidência de falência ovárica prematura ou menopausa prematura
5. Doentes com antecedentes de infertilidade ou aborto

Foi obtido o consentimento informado de todos os doentes para a participação no projeto de investigação. Todo o protocolo do estudo foi aprovado e supervisionado pelo comité de ética do conselho de revisão institucional para a investigação médica em seres humanos da Universidade de Ciências Médicas de Shiraz.

3.2. Protocolo do estudo

As doentes programadas para cistectomia ovariana laparoscópica foram examinadas e a hormona anti-Mulleriana sérica foi medida antes da operação. Não foi prescrito qualquer tratamento médico para eliminar qualquer possível efeito da terapia com GnRH nas medidas pré-operatórias dos níveis de hormona anti-Mulleriana.

As avaliações ultra-sonográficas pré-operatórias e pós-operatórias de acompanhamento foram realizadas pelo mesmo residente de ginecologia, utilizando um aparelho de ultra-sons (sonda transvaginal de 7,5 MHz, máquina Ultasonix OP; British Columbia, Canadá). As medições pré e pós-operatórias da hormona anti-Mulleriana foram efectuadas pelo kit DSL active Mullerian inhibiting substance/AMH ELISA (Diagnostic Systems Laboratories, Webster, Texas, Estados Unidos) no mesmo laboratório de referência e apresentadas em valores ng/ml e com um limite de deteção de 0,006ng/ml.

As pacientes foram submetidas a cistectomia ovariana laparoscópica sob anestesia geral. Utilizando uma agulha de Verres passada através de uma incisão umbilical de 1 cm, o pneumoperitoneu foi induzido por insuflação de CO2 para manter uma pressão intra-abdominal de 12 mmHg. Foi introduzido um trocarte umbilical de 10 mm e um telescópio que guiou a inserção de 3 trocartes adicionais de 5 mm através de incisões supra-inguinais. Após a exploração da cavidade pélvica e a visualização dos quistos dos ovários, a superfície antimesentérica dos quistos foi incisada com uma tesoura. Após a identificação da parede do quisto, esta foi separada do córtex ovárico por forças de tração e contra-tração aplicadas por pinças de preensão atraumáticas. Foram envidados todos os esforços para excisar todo o quisto, evitando o derrame do conteúdo no espaço peritoneal, especialmente no caso dos quistos dermoides; a cistectomia foi efectuada com precaução, utilizando sacos de plástico impermeáveis. A cauterização bipolar e a sutura foram utilizadas em alternativa para o controlo da hemorragia. A reaproximação das bordas da incisão foi realizada por técnica de sutura fina. Após a remoção do tumor do ovário, as amostras foram avaliadas por exame visual para detetar qualquer evidência de malignidade, como vegetação. Os espécimes foram enviados para o laboratório de patologia para confirmação do diagnóstico e exclusão de malignidade. Após a cirurgia, as pacientes foram monitorizadas na enfermaria do hospital durante 48 horas para evitar complicações cirúrgicas ou associadas à anestesia. Em todos os doentes, a evolução operatória e pós-operatória foi sem problemas, sem qualquer complicação específica.

As doentes foram convidadas para visitas de acompanhamento 1 e 3 meses após a cirurgia para medição da hormona anti-Mulleriana sérica e avaliação ecográfica do resultado cirúrgico e da recorrência do quisto primário.

3.3. Análise estatística

Os dados foram analisados estatisticamente para detetar o padrão de variação dos níveis séricos da hormona anti-mulleriana antes e após a cirurgia para avaliação do efeito da cistectomia laparoscópica na função e reserva ovárica. A análise foi efectuada com recurso a testes descritivos e ao teste T de amostras emparelhadas para comparação de médias, através do programa Statistical Product and Service Solutions (SPSS) 18, IBM corporations, Armonk, New York, U.S. Um valor de $P < 0,05$ foi considerado significativo.

CAPÍTULO 4

RESULTADOS

O presente estudo foi realizado com 60 mulheres de 15 a 42 anos de idade, com idade média de 25,8 anos. A Figura 4-1 demonstra a distribuição etária da população do estudo.

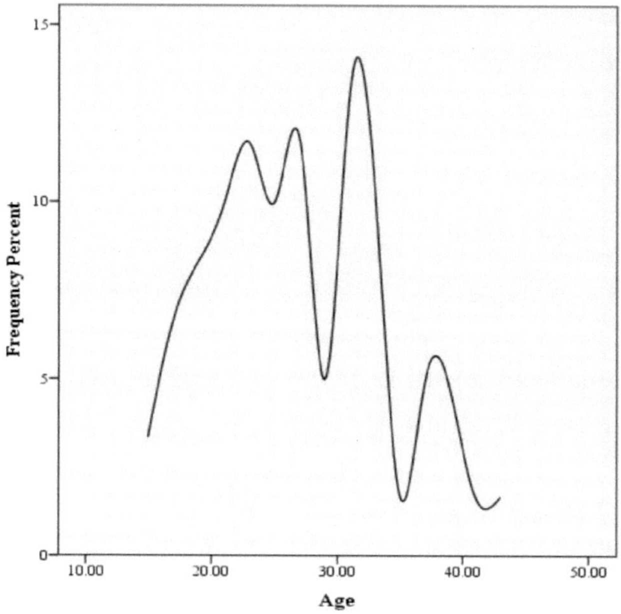

Figura 4-1. Distribuição etária da população estudada

Os quistos do ovário incluídos no nosso estudo consistiam em 5 tipos de quistos benignos, incluindo quisto simples, quisto dermoide, cistadenoma mucinoso, cistadenoma seroso e teratoma benigno. O número de cada tipo é apresentado na figura seguinte.

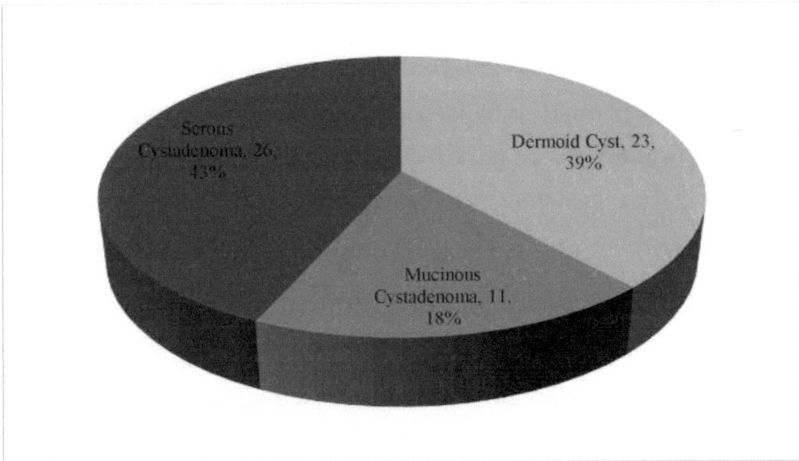

Figura 4-2. Frequência de cistos ovarianos variáveis na população estudada

Os diâmetros dos quistos dos ovários variaram entre 4,6 e 13 cm, com um tamanho médio de 7,6 cm. A frequência das dimensões dos quistos é demonstrada na figura 4-3.

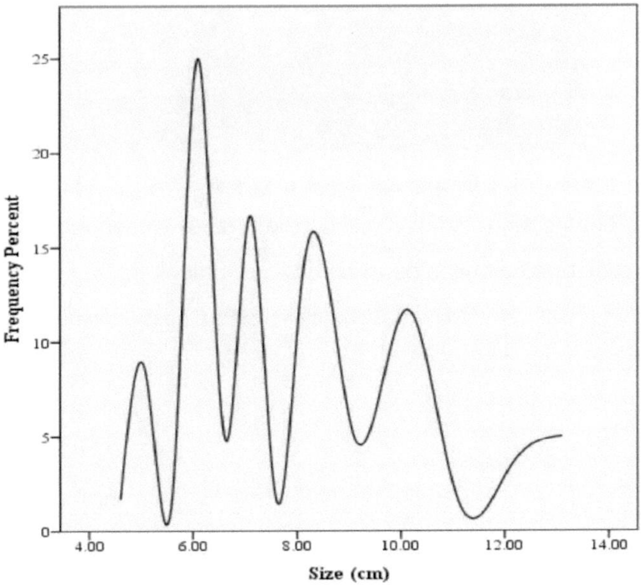

Figura 4-3. Frequência de medidas de cistos na população estudada

A análise estatística dos níveis de hormona anti-Mulleriana na população estudada antes da operação revelou um valor médio de 3,77 ng/mL (intervalo de confiança de 95% [IC] 1,58-5,96 ng/mL) que diminuiu para 1,87 ng/mL (intervalo de confiança de 95% [IC] 0,67-3,07 ng/mL) um mês após a operação. Este declínio foi significativo com um valor de p = 0,000. A medição da AMH 3 meses após a cirurgia revelou uma elevação significativa para um nível médio de 2,48ng/mL (intervalo de confiança de 95% [IC] 1,08-3,88ng/mL) (p-value= 0,000). Os resultados mostram que a reserva ovariana recuperou para 65% do seu nível primário 3 meses após a cirurgia.

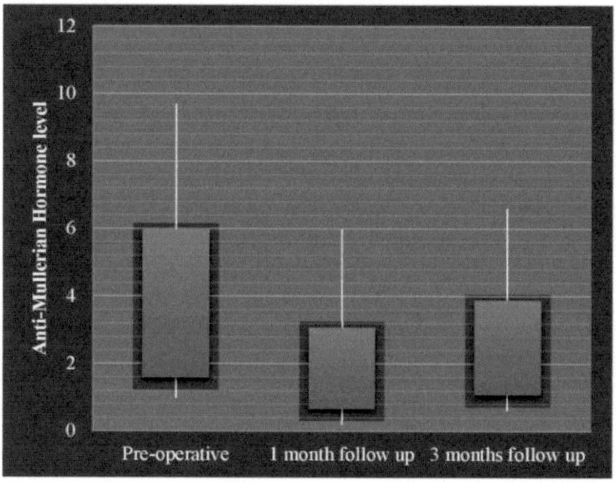

Figura 4-4. Comparação dos níveis séricos de AMH medidos

Também comparámos o nível da hormona anti-Mulleriana antes e depois da operação em cada tipo de quisto do ovário. Os resultados foram bastante semelhantes em todas as categorias estudadas. A Tabela 4-1 resume esses resultados.

Tabela 4-1. Variação da hormona anti-Mulleriana durante o estudo classificada por tipo de quisto

Cyst type	Pre-operative AMH level (ng/mL)	AMH level(ng/mL) 1 month post-operation (percentage of variation from previous value) (p-value)	AMH level(ng/mL) 3 months post-operation (percentage of variation from previous value) (p-value)	Overall recovery of ovarian reserve after 3 months
Dermoid cyst (n:23)	4.13	1.71 (-58%) (0.000)	2.57 (+ 51%) (0.000)	62%
Mucinous cystadenoma (n:11)	3.21	1.82 (-43%) (0.000)	2.21 (+21%) (0.000)	68%
Serous cystadenoma (n:26)	3.69	2.04 (-45%) (0.000)	2.46 (+21%) (0.000)	67%

Como a tabela 4-1 indica, dentro de cada tipo de cisto ovariano, as variações (declínio primário e elevação a longo prazo) dos níveis séricos de AMH foram significativas (p-valor < 0,05). A recuperação a longo prazo da reserva ovariana após cistectomia ovariana não variou significativamente entre cistoadenoma seroso e mucinoso (p-valor = 0,48), mas a comparação de cada tipo com cisto dermoide revelou diferença significativa na recuperação total **(tabela 4-2)**. A recuperação total foi mais elevada nos quistos simples (69%) e mais baixa nos quistos dermóides (62%).

Tabela 4-2. Análise estatística para comparação do declínio a longo prazo da AMH entre vários tipos de quistos

Compared groups	Cyst type	Mean percentage of AMH decline	P-Value for independent T-test analysis for means
Mucinous cystadenoma vs. Dermoid cyst	Mucinous cystadenoma	30.5%	0.000
	Dermoid cyst	37.2%	
Serous Cystadenoma vs. Dermoid cyst	Serous Cystadenoma	31.3%	0.000
	Dermoid cyst	37.2%	
Mucinous cystadenoma vs. Serous cystadenoma	Mucinous cystadenoma	30.5%	0.446
	Serous cystadenoma	31.3%	

A população do estudo foi categorizada em relação à idade, tamanho do quisto primário e nível primário de AMH. Dentro de cada variável de classificação, os subgrupos foram comparados estatisticamente para revelar qualquer variação significativa da reserva ovariana após a cistectomia ovariana laparoscópica. Os resultados são demonstrados na tabela a seguir.

Tabela 4-3. Resultados da análise estatística para comparação do declínio da reserva ovárica entre diferentes grupos relativamente à idade, tamanho do quisto primário e nível de AMH

Classifying variable		Mean percentage of 3 month AMH decline	p-value
Age	<30 y/o (n=40)	34.2%	0.024
	≥ 30 y/o (n=20)	31.8%	
Primary AMH level	< 5 ng/ml (n=38)	32.5%	0.020
	≥ 5 ng/ml (n=22)	35%	
Primary cyst size	40-65mm (n=24)	32.5%	0.006 for comparison of first and third group. otherwise non-significant
	65-90mm (n=23)	33%	
	≥ 90mm (n=13)	35.8%	

Como a tabela 4-3 indica, as pacientes com menos de 30 anos de idade tiveram um maior declínio no nível sérico de AMH quando comparadas com as pacientes com mais de 30 anos de idade. A diferença de valores foi significativa (p-value=0,024). Comparando as pacientes em relação ao nível primário da hormona anti-mulleriana, verificámos que aquelas com nível inicial de AMH superior a 5ng/ml desenvolveram maior declínio nos níveis de AMH do que aquelas com AMH primário inferior a 5ng/ml após 3 meses. Para avaliar o efeito do tamanho do cisto primário na variação do AMH após a cistectomia, as pacientes foram categorizadas da seguinte forma

Grupo 1: tamanho do quisto 40-65mm

Grupo 2: tamanho do quisto 65-90mm

Grupos 3: tamanho do quisto superior a 90 mm

A análise do teste T de amostras independentes para a variação do nível de AMH após 3 meses mostrou um declínio significativamente maior no nível de AMH no grupo 3 em comparação com o grupo 1.

CAPÍTULO 5

CONCLUSÃO E DEBATE

Os quistos benignos do ovário são comuns entre as mulheres na pré e pós-menopausa e são importantes devido às suas complicações, como a torção do ovário, a rutura e a transformação maligna. A intervenção cirúrgica para ressecção de quistos benignos do ovário é obrigatória para grandes massas, nas quais existe um risco acrescido de torção, rutura e malignidade. Os quistos do ovário com mais de 4 cm foram associados a 15% de probabilidade de torção. O nível sérico de CA-125 é um marcador fiável que é medido para avaliar o risco de malignidade. Observa-se uma elevação do CA-125 sérico em 85% das doentes com tumores malignos de células epiteliais dos ovários. Também as caraterísticas intrínsecas e os achados imagiológicos do quisto podem sugerir transformação maligna, como a heterogeneidade **(20, 21)**.

A cistectomia ovariana é indicada para cistos sintomáticos, especialmente aqueles com mais de 4 cm de diâmetro. Os quistos assintomáticos com as seguintes caraterísticas são considerados de alto risco de malignidade e devem ser operados **(50, 51)**:

- Tamanho: superior a 10 cm
- Valor sérico de CA-125 >35 U/mL
- Achados ultra-sonográficos de malignidade: septação hipoecóica, septações espessas, evidência de Doppler a cores de elevado fluxo sanguíneo no interior do componente sólido.
- Persistência de um quisto do ovário de grandes dimensões evidenciada por ecografias seriadas.

A intervenção cirúrgica para a ressecção do quisto do ovário pode ser efectuada por laparotomia ou por via laparoscópica. Nos casos em que a ooforectomia não está indicada, é efectuada a cistectomia do ovário. Em estudos anteriores, a cistectomia ovárica para tratamento da endometriose tem sido associada a uma diminuição significativa da reserva ovárica, avaliada através da medição do nível sérico de AMH, especialmente quando é administrada cauterização bipolar durante o procedimento. Foi demonstrado que os níveis de hormona anti-Mulleriana recuperam no prazo de 3 meses após a cirurgia, mas não recuperam para os níveis primários **(7, 48, 49)**.

No presente estudo, o nosso objetivo foi avaliar o efeito da cistectomia ovariana laparoscópica de três tipos de quistos ovarianos benignos comuns nos níveis da hormona anti-Mulleriana. Recrutámos 60 casos de quisto simples, quisto dermoide, cistadenoma mucinoso e cistadenoma seroso. O estudo populacional consistiu em 23 casos de quisto dermoide, 26 casos de cistadenoma seroso e 11 casos de cistadenoma mucinoso.

Os níveis de AMH foram medidos e registados antes e depois da operação. A comparação dos níveis de AMH antes e no início do pós-operatório revelou uma percentagem média de 73% de diminuição, o que indica uma reserva ovárica comprometida e danos no tecido ovárico normal. A medição tardia da AMH (3 meses após a cirurgia) revelou um ligeiro aumento dos níveis de AMH, indicando graus de recuperação (média: 32%); no entanto, a recuperação completa da reserva ovárica primária não foi alcançada (o declínio total do nível sérico de AMH foi de 34%). Estes achados são semelhantes aos resultados do estudo de Chang et al em 20 casos, maioritariamente compostos por endometriomas **(45)**. O método cirúrgico de excisão dos quistos dos ovários no presente estudo foi semelhante ao de Chang et al, em que foi aplicada coagulação bipolar para hemostase nos bordos dos ovários. Esse procedimento é enfatizado como responsável pela diminuição da reserva ovariana pelo estudo de Litta et al., em 2013, no qual os autores excisaram 25 cistos ovarianos por stripping sem uso de coagulação bipolar. Foram utilizadas suturas intracorticais para hemostasia para evitar danos térmicos ao parênquima ovariano normal com coagulação bipolar. As medições da hormona anti-mulleriana antes e depois da cirurgia não revelaram uma diminuição significativa da reserva ovárica. Concluíram que a técnica adequada e o facto de se evitar a administração de coagulação bipolar ao córtex ovárico saudável minimiza os danos iatrogénicos causados aos ovários durante a operação de cistectomia **(49)**.

O nosso objetivo era avaliar o efeito do método cirúrgico atual utilizado no nosso centro para a cistectomia do ovário (que utiliza a coagulação bipolar para manter a hemostase) na reserva do ovário após a cirurgia. Uma vez que esta investigação foi previamente realizada na maioria dos casos de endometrioma por Chang et al **(46)**, selecionámos 60 casos de outros quistos do ovário, incluindo cistadenoma mucinoso e seroso, quisto dermoide e quisto simples do ovário para eliminar qualquer efeito possível do quisto primário nos resultados do estudo. Os resultados foram semelhantes entre o nosso estudo e o estudo anterior de Chang et al. Em ambos os estudos, observou-se uma diminuição significativa dos níveis de hormona anti-Mulleriana no primeiro mês após a operação, seguida de uma ligeira recuperação nos 3 meses seguintes para 65% do nível primário.

Este achado é coerente com o resultado do estudo de Chang com o mesmo procedimento cirúrgico, mas não pode debater os resultados do estudo de Litta de acordo com diferentes procedimentos cirúrgicos, embora sugiramos a realização de um ensaio clínico aleatório para determinar o efeito da utilização da coagulação bipolar na reserva ovárica após cistectomia ovárica laparoscópica.

Neste estudo, também conseguimos comparar o grau de lesão do tecido ovárico entre vários tipos de quistos. Os resultados revelaram surpreendentemente uma diferença significativa entre o declínio do nível de AMH no quisto dermoide e nos outros dois tipos de quisto estudados, mas nenhuma variação entre os cistadenomas mucinosos e serosos. A maior diminuição dos níveis séricos de AMH após a excisão cirúrgica dos quistos dermóides, que indica um maior dano do parênquima ovárico em comparação com os cistadenomas serosos e mucinosos, pode estar relacionada com o facto de as paredes dos quistos dermóides serem mais aderentes ao parênquima ovárico subjacente e as tracções agressivas para a sua separação do tecido ovárico causarem um maior dano traumático ao parênquima saudável.

A análise estatística entre dois grupos etários definidos (mais jovens e mais de 30 anos) revelou um valor significativamente mais elevado de declínio da AMH no grupo etário mais jovem, o que pode estar correlacionado com um maior número de folículos primários nesse grupo etário. Este facto de a densidade de folículos primários em cada unidade de volume ser mais elevada nos grupos etários mais jovens pode explicar que, ao introduzir danos em cada unidade de volume da área de alta densidade, é provável que mais folículos sejam lesados. A mesma hipótese pode justificar os nossos resultados relativamente ao impacto do nível sérico primário de AMH na percentagem de declínio após a cirurgia. A análise estatística mostrou uma diminuição significativamente maior no nível de AMH no grupo cujo nível primário de AMH era superior a 5ng/ml em comparação com aqueles com nível primário de AMH < 5ng/ml.

Os resultados do nosso estudo também revelam um maior declínio no nível de AMH no grupo de casos cujo tamanho do quisto primário do ovário era superior a 90 mm em comparação com os casos com quistos de 45 a 60 mm. O efeito do tamanho do quisto primário na gravidade dos danos na reserva ovárica pode ser explicado pelo facto de os quistos ováricos maiores exigirem mais manipulações cirúrgicas para ressecção e também resultarem em mais hemorragia, pelo que devem ser cauterizadas áreas maiores da borda ovárica.

Nos estudos publicados mais recentemente, em 2013, Sugita e colaboradores investigaram a variação da reserva ovariana em 42 casos de endometrioma unilateral ou bilateral antes e 1 ano após a cirurgia de cistectomia ovariana. Seus resultados foram bastante semelhantes aos nossos achados que mostraram maior declínio imediato e recuperação a longo prazo da reserva ovariana **(51)**.

No outro estudo mais recente realizado por Alborzi et al, os autores recrutaram 193 casos de endometrioma que foram submetidos a cistectomia laparoscópica. O nível de AMH foi medido no pré-operatório e 1 semana, 3 e 9 meses após a cirurgia. O padrão de declínio inicial e recuperação a longo prazo foi semelhante no seu estudo aos achados de Chag e Sugita e aos do presente estudo. Deve ser mencionado que todos os estudos foram conduzidos com o mesmo procedimento cirúrgico, incluindo coagulação bipolar para hemostasia sempre que necessário **(47, 51, 52)**. No estudo de Alborzi, também enfatizaram que a presença bilateral de endometrioma resulta num maior declínio da AMH sérica. Também referiram que os grupos etários mais velhos são susceptíveis a maiores danos na reserva ovárica, o que é contrário aos nossos resultados.

Para mais investigações sobre esta questão, recomendamos a realização de estudos com a inclusão de mais casos e a comparação dos resultados da cistectomia laparoscópica com e sem cauterização bipolar.

Referências

1. Valentin L, Skoog L, Epstein E. Frequência e tipo de lesões anexiais em material de autópsia de mulheres pós-menopáusicas: estudo ultrassonográfico com correlação histológica. Ultrasound Obstet Gynecol. 2003 Sep;22(3):284-9.

2. Bottomley C, Bourne T. Diagnosis and management of ovarian cyst accidents (Diagnóstico e tratamento de acidentes com quistos nos ovários). Best Pract Res Clin Obstet Gynaecol. outubro de 2009;23(5):711-24.

3. Drake J. Diagnosis and management of the adnexal mass. Am Fam Physician. 1998 May 15;57(10):2471-6, 2479-80.

4. Audebert AJ. Cirurgia laparoscópica para cistos ovarianos. Curr Opin Obstet Gynecol. 1996 Aug;8(4):261-5.

5. Maiti S, Fatima Z, Anjum ZK, Hopkins RE. Teratoma cístico do ovário roto na gravidez com reação peritoneal difusa que imita uma doença maligna avançada do ovário: relato de um caso. J Med Case Rep. 2008 Jun 12;2:203.

6. Lucey BC, Varghese JC, Anderson SW, Soto JA. Spontaneous hemoperitoneum: a bloody mess. Emerg Radiol. 2007 Jun;14(2):65-75.

7. Yuen PM, Yu KM, Yip SK, Lau WC, Rogers MS, Chang A. A randomized prospective study of laparoscopy and laparotomy in the management of benign ovarian masses. Am J Obstet Gynecol. 1997 Jul;177(1):109-14.

8. Chang HJ, Han SH, Lee JR, Jee BC, Lee BI, Suh CS, et al. Impacto da

cistectomia laparoscópica na reserva ovárica: alterações em série dos níveis séricos da hormona anti-Mulleriana. Fertil Steril. 2010 Jun;94(1):343-9.

9. Morgante G, Ditto A, la Marca A, Trotta V, De Leo V. Surgical treatment of ovarian dermoid cysts. Eur J Obstet Gynecol Reprod Biol. 1998 Oct;81(1):47-50.

10. Christensen JT, Boldsen JL, Westergaard JG. Functional ovarian cysts in premenopausal and gynecologically healthy women (Quistos ováricos funcionais em mulheres na pré-menopausa e ginecologicamente saudáveis). Contraception. 2002 Sep;66(3):153-7.

11. Borgfeldt C, Andolf E. Transvaginal sonographic ovarian findings in a random sample of women 25-40 years old. Ultrasound Obstet Gynecol. 1999 May;13(5):345-50.

12. Levine D, Gosink BB, Wolf SI, Feldesman MR, Pretorius DH. Cistos anexiais simples: a história natural em mulheres na pós-menopausa. Radiology. 1992;184:653- 9.

13. Castillo G, Alcazar JL, Jurado M. Natural history of sonographically detected simple unilocular adnexal cysts in asymptomatic postmenopausal women. Gynecol Oncol. 2004 Mar;92(3):965-9.

14. Wolf SI, Gosink BB, Feldesman MR, Lin MC, Stuenkel CA, Braly PS, et al. Prevalência de quistos anexiais simples em mulheres pós-menopáusicas.

Radiology. 1991;180:65- 71.

15. Levine D, Gosink BB, Wolf SI, Feldesman MR, Pretorius DH. Cistos simples anexiais: a história natural em mulheres na pós-menopausa. Radiology. 1992;184:653- 9.

16. Greenlee RT, Kessel B, Williams CR, Riley TL, Ragard LR, Hartge P, et al. Prevalência, incidência e história natural de quistos simples do ovário em mulheres com mais de 55 anos de idade num grande ensaio de rastreio do cancro. Am J Obstet Gynecol. 2010 Apr;202(4):373.e1-9.

17. Helm CW. Quistos do Ovário. Referência Medscape de medicina clínica. WebMD LLC. [internet]. Disponível em: http://emedicine.medscape.com/article/255865- overview

18. Quistos do ovário. Centro de evidências BMJ. BMJ Publishing Group Limited 2011. [internet]. Disponível em: http://bestpractice.bmj.com/best-practice/monograph/660.html

19. Simcock B, Anderson N. Diagnosis and management of simple ovarian cysts: an audit. Australas Radiol. 2005 Feb;49(1):27-31.

20. Oyelese Y, Kueck AS, Barter JF, Zalud I. Cisto ovariano simples assintomático na pós-menopausa. Obstet Gynecol Surv. 2002 Dec;57(12):803-9.

21. Conway C, Zalud I, Dilena M, Maulik D, Schulman H, Haley J, et al. Cisto simples na paciente pós-menopausa: deteção e tratamento. J Ultrasound Med.

1998 Jun;17(6):369-72; quiz 373-4.

22. Kroon E, Andolf E. Diagnostic and follow up of simple ovarian cysts by ultrasound in postmenopausal women. Obstet Gynecol. 1995;85:211-14.

23. Rulin MC, Preston AL. Massas anexiais em mulheres na pós-menopausa. Obstet Gynecol. 1987 Oct;70(4):578-81.

24. Aubert JM, Rombaut C, Argacha P, Romero F, Leira J, Gomez-Bolea F. Quistos anexiais simples em mulheres pós-menopáusicas: tratamento conservador. Maturitas. 1998 Sep 20;30(1):51-4.

25. Andolf E, Jorgensen C. Cistos anexiais simples diagnosticados por ultrassom em mulheres na pós-menopausa. J Clin Ultrasound. 1988 Jun;16(5):301-3.

26. Bailey CL, Ueland FR, Land GL, DePriest PD, Gallion HH, Kryscio RJ, et al. The malignant potential of small cystic ovarian tumors in women over 50 years of age. Gynecol Oncol. 1998 Apr;69(1):3-7.

27. Vuento MH, Pirhonen JP, Makinen JI, Laippala PJ, Gronroos M, Salmi TA. Avaliação dos achados ovarianos em mulheres assintomáticas na pós-menopausa com ultrassom Doppler colorido. Cancer. 1995 Oct 1;76(7):1214-8.

28. Hall DA, McCarthy KA. O significado do cisto anexial simples na pós-menopausa. J Ultrasound Med. 1986 Sep;5(9):503-5.

29. Luxman D, Bergman A, Sagi J, David MP. The postmenopausal adnexal mass: correlation between ultrasonic and pathologic findings. Obstet Gynecol. 1991

May;77(5):726-8.

30. Valentin L, Akrawi D. The natural history of adnexal cysts incidentally detected at transvaginal ultrasound examination in postmenopausal women. Ultrasound Obstet Gynecol. 2002 Aug;20(2):174-80.

31. Ayhan A, Bukulmez O, Genc C, Karamursel BS, Ayhan A. Teratomas quísticos maduros do ovário: série de casos de uma instituição ao longo de 34 anos. Eur J Obstet Gynecol Reprod Biol. 2000 Feb;88(2):153-7.

32. Tewari K, Cappuccini F, Disaia PJ, Berman ML, Manetta A, Kohler MF. Tumores malignos de células germinativas do ovário. Obstet Gynecol. 2000 Jan;95(1):128- 33.

33. Comerci JT, Licciardi F, Bergh PA, Gregori C, Breen JL. Teratoma cístico maduro: uma avaliação clinicopatológica de 517 casos e revisão da literatura. Obstet Gynecol 1994;84:22-8.

34. Pantoja E, Rodriguez-Ibanez I, Axtmayer RW, Noy MA, Pelegrina I. Complicações dos tumores dermóides do ovário. Obstet Gynecol. 1975 Jan;45(1):89-94.

35. Peterson WF, Prevost EC, Edmunds FT, Hundley JM, Morris FK. A clinico-statistical study of 1007 cases with a review of the literature. Am J Obstet Gynecol 1955;70:368-82.

36. Pepe F, Panella M, Pepe G, Panella P, Pennisi F, Arikian S. Dermoid cysts of

the ovary. Eur J Gynaecol Oncol 1986;7:186-91.

37. Hart WR. Tumores mucinosos do ovário: uma revisão. Int J Gynecol Pathol. 2005 Jan;24(1):4-25.

38. Bell DA. Adenofibromas mucinosos do ovário. Relato de 10 casos. Am J Surg Pathol. 1991 Mar;15(3):227-32.

39. Seidman JD, Mehrotra A. Benign ovarian serous tumors: a re-evaluation and proposed reclassification of serous "cystadenomas" and "cystadenofibromas".Gynecol Oncol. 2005 Feb;96(2):395-401.

40. Scully RE. Classificação Histológica Internacional de Tumores: Histological Typing of Ovarian Tumours. Genebra7 Organização Mundial de Saúde; 1999.

41. D0rum A, Blom GP, Ekerhovd E, Granberg S. Prevalência e diagnóstico histológico de quistos anexiais em mulheres pós-menopáusicas: um estudo de autópsia. Am J Obstet Gynecol. 2005;192(1):48

42. van Rooij IA, Broekmans FJ, te Velde ER, Fauser BC, Bancsi LF, de Jong FH, et al. Serum anti-Mullerian hormone levels: a novel measure of ovarian reserve. Hum Reprod. 2002 Dec;17(12):3065-71.

43. Andersen CY, Schmidt KT, Kristensen SG, Rosendahl M, Byskov AG, Ernst E. Concentrações de AMH e inibina-B em relação ao diâmetro folicular em pequenos folículos antrais humanos normais. Hum Reprod. 2010 May;25(5):1282-7.

44. te Velde ER, Pearson PL. The variability of female reproductive ageing (A variabilidade do envelhecimento reprodutivo feminino). Hum Reprod Update. 2002 Mar-Abr;8(2):141-54.

45. Riggs RM, Duran EH, Baker MW, Kimble TD, Hobeika E, Yin L, et al. Assessment of ovarian reserve with anti-Mullerian hormone: a comparison of the predictive value of anti-Mullerian hormone, follicle-stimulating hormone, inhibin B, and age. Am J Obstet Gynecol. 2008 Aug;199(2):202.e1-8

46. Anderson RA. O que é que a hormona anti-Mulleriana nos diz sobre a função ovárica? Clin Endocrinol (Oxf). 2012 Nov;77(5):652-5.

47. Chang HJ, Han SH, Lee JR, Jee BC, Lee BI, Suh CS, et al. Impacto da cistectomia laparoscópica na reserva ovárica: alterações em série dos níveis séricos da hormona anti-Mulleriana. Fertil Steril. 2010 Jun;94(1):343-9.

48. Suksompong S, Dejarkom S, Petyim S, Dangrat C, Orachon D, Choavaratana R. Avaliação da reserva ovárica pela hormona anti-mulleriana em mulheres submetidas a cistectomia laparoscópica de endometrioma. J Med Assoc Thai. 2012 Nov;95(11):1389-95.

49. Litta P, D'Agostino G, Conte L, Saccardi C, Cela V, Angioni S, et al. Tendência da hormona anti-Mulleriana após cirurgia laparoscópica em mulheres com endometrioma do ovário. Gynecol Endocrinol. 2013 May;29(5):452-4.

50. Chapron C, Dubuisson JB, Fritel X, Rambaud D. Diagnóstico e tratamento de

quistos orgânicos do ovário: indicações e procedimentos para laparoscopia. Hum Reprod Update. 1996 Set-Out;2(5):435-46.

51. Konno R, Nagase S, Sato S, Fukaya T, Yajima A. Indicações para a cirurgia laparoscópica de tumores do ovário. Tohoku J Exp Med. 1996 Mar;178(3):225-31.

52. Sugita A, Iwase A, Goto M, Nakahara T, Nakamura T, Kondo M, et al. One-year follow-up of serum antimullerian hormone levels in patients with cystectomy: are different sequential changes due to different mechanisms causing damage to the ovarian reserve? Fertil Steril. 2013 Aug;100(2):516-22.e3.

53. Alborzi S, Keramati P, Younesi M, Samsami A, Dadras N. The impact of laparoscopic cystectomy on ovarian reserve in patients with unilateral and bilateral endometriomas. Fertil Steril. 2013 Nov 20. pii: S0015-0282(13)03165-8.

MIX
Papier aus verantwortungsvollen Quellen
Paper from responsible sources
FSC® C105338

Printed by Books on Demand GmbH, Norderstedt / Germany

Alka Bhardwaj

Figuras mitóticas na displasia epitelial e no carcinoma espinocelular

Alka Bhardwaj

Figuras mitóticas na displasia epitelial e no carcinoma espinocelular

ScienciaScripts

Imprint

Cover image: www.ingimage.com

This book is a translation from the original published under ISBN 978-620-8-17219-0.

Publisher:
Sciencia Scripts
is a trademark of
Dodo Books Indian Ocean Ltd. and OmniScriptum S.R.L publishing group

120 High Road, East Finchley, London, N2 9ED, United Kingdom
Str. Armeneasca 28/1, office 1, Chisinau MD-2012, Republic of Moldova, Europe
Printed at: see last page
ISBN: 978-620-8-28102-1

Índice

INTRODUÇÃO

O carcinoma espinocelular oral é responsável por mais de 90% dos casos de cancro oral e pensa-se que uma pequena percentagem destes casos se desenvolve a partir de lesões pré-cancerosas como a leucoplasia, o líquen plano, a fibrose submucosa oral, etc. Há uma diferença notável nas taxas de incidência e de mortalidade em todo o mundo, com as taxas mais elevadas geralmente registadas em alguns países em desenvolvimento, incluindo a Índia, o Paquistão e o Bangladesh, onde esta é a forma mais comum de cancro. Em algumas partes do mundo, incluindo o subcontinente indiano, o cancro oral é um importante problema de saúde, representando cerca de 10% dos novos cancros que, segundo as estimativas, ocorrem anualmente em todas as partes do corpo. Por conseguinte, é importante o diagnóstico e o tratamento precoces das lesões e condições pré-cancerosas.[1]

A lesão displásica epitelial oral, também designada por lesão pré-cancerosa, é um dos temas mais complexos da patologia da cabeça e do pescoço. O conceito de uma evolução gradual do cancro na mucosa oral, ou seja, a presença inicial de uma lesão precursora (pré-maligna/pré-cancerosa) que evolui subsequentemente para cancro, está bem estabelecido. A presença de displasia epitelial pode ser ainda mais importante na previsão do desenvolvimento maligno do que as caraterísticas clínicas.[2]

A presença de displasia é mais importante na previsão do desenvolvimento maligno do que a sua apresentação clínica, como a leucoplasia, a eritroplasia ou a leucoeritroplasia. Pode também ser observada em casos de leucoplasia verrucosa ou papilar e nas margens de úlceras crónicas da mucosa. O termo displasia, encontrado principalmente no epitélio, foi introduzido por Reagon no ano de 1958 e significa proliferação atípica e anormal. No passado, a atipia epitelial, a disqueratose e a displasia epitelial eram utilizadas como sinónimos.[2]

A displasia é um diagnóstico definido pela presença de determinadas caraterísticas histológicas e citológicas. A mitose aumentada e anormal é considerada como um dos achados significativos na displasia. A mitose é o processo em que há uma divisão igual dos cromossomas replicados e dos seus genes em dois grupos idênticos. O processo de divisão celular inclui a divisão do núcleo e do citoplasma, o que resulta na formação de duas células filhas. As mitoses são por vezes nitidamente anormal, que se apresenta como fusos múltiplos anárquicos em formas tripolares ou quadripolares.[3]

Os defeitos da mitose resultam em várias anomalias nucleares, nomeadamente, micronúcleos, binucleação, aspeto de ovo partido, núcleos picnóticos e aumento do número e/ou figuras mitóticas anormais. Estas figuras mitóticas anormais são frequentemente observadas na displasia epitelial oral e no carcinoma de células escamosas. O aumento do número e/ou das figuras mitóticas anormais são critérios importantes que têm um peso acrescido na classificação das displasias. A distinção entre um núcleo picnótico, uma célula apoptótica e uma célula mitótica numa secção de tecido corada de rotina pode constituir um problema.[4]

Os erros na identificação de uma célula mitótica podem, assim, enfraquecer a fiabilidade da classificação histológica, devido à utilização pouco rigorosa de critérios morfológicos. A combinação de colorações e a modificação das técnicas histoquímicas existentes podem ultrapassar estes problemas. Uma pesquisa bibliográfica revelou numerosas colorações selectivas, como o violeta de cristal, o azul de toluidina e o giemsa, que realçam os padrões da cromatina.[4]

A hematoxilina e eosina é a coloração histológica mais utilizada. Isto deve-se ao facto de a coloração H&E mostrar a maioria das estruturas histológicas e ser particularmente adequada para a demonstração dos núcleos, que são as estruturas mais importantes em todos os tecidos. A coloração H&E é a mais facilmente disponível, mas a distinção entre uma célula apoptótica, um núcleo picnótico e uma célula mitótica pode, por vezes, ser difícil. Embora existam vários métodos mais recentes e mais específicos, como a imunohistoquímica, a citometria de fluxo e a autoradiografia, para a quantificação das figuras mitóticas, o fator custo e tempo torna-os menos viáveis. Uma coloração histoquímica corretamente padronizada e a utilização precisa de critérios morfológicos para a identificação de figuras mitóticas podem ultrapassar estes problemas. [3]

A utilização da técnica de Giemsa ácido para a identificação rápida de células mitóticas foi mencionada por William Doodley. A descrição das células mitóticas e a classificação em Prófase, Metáfase, Anáfase e Telófase podem ser facilmente efectuadas com ampliações tão baixas como 50-100X.[3]

O violeta de cristal é um corante básico que tem uma elevada afinidade para a cromatina altamente ácida das células mitóticas. As células mitóticas são coradas a magenta e destacam-se nitidamente contra um fundo azul claro de células em repouso.[4]

Um número aumentado e anormal de figuras mitóticas indica um dano genético que foi incluído como um critério importante na classificação da OMS para a graduação da displasia epitelial oral (1978). Assim, a identificação e a quantificação das células mitóticas constituem uma ferramenta valiosa na avaliação do sistema de classificação histológica e actuam como um indicador de prognóstico em lesões pré-cancerosas e cancerosas.[6]

AIM

O objetivo do presente estudo é avaliar histologicamente as figuras mitóticas em vários graus de displasia e carcinoma espinocelular oral utilizando hematoxilina e eosina, violeta de cristal e coloração de giemsa.

OBJECTIVOS

1) Comparar a coloração das células mitóticas em hematoxilina e eosina com a coloração em violeta de cristal e giemsa.

2) Comparar o número de figuras mitóticas presentes em vários graus de displasia epitelial oral e de carcinoma espinocelular oral em secções coradas com violeta de cristal e com giemsa com o número de figuras mitóticas presentes em secções coradas com H e E.

Revisão da literatura

O objetivo desta dissertação é estudar as figuras mitóticas utilizando diferentes técnicas de coloração em vários graus de displasia e carcinoma espinocelular oral.

Fraser FJ (1982)8 realizou um estudo para avaliar a coloração selectiva para mfs em secções de tecido do cérebro em desenvolvimento, intestino grosso e delgado, pele e fígado de ratos, ovelhas e porquinhos-da-índia. A coloração foi efectuada com violeta de cristal a 1% e vermelho rápido nuclear como contra-cetina. Os resultados mostraram que as figuras mitóticas dos tecidos eram visíveis em baixa potência e destacavam-se claramente contra o fundo vermelho.

Gander e Mayer (1988)9 tinham efectuado um estudo em secções semi-finas da mucosa bucal e palatina, que foram coradas com verde de malaquite a 2% em etanol a 50% a 80°C e pós-coradas com violeta cristal a 0,05% em tampão fosfato de Sorensen (ph 6,4) a 45°C. O invólucro nuclear e a cromatina apresentaram uma coloração púrpura viva em contraste com o citoplasma verde circundante e os bordos celulares. A coloração distinta e diferencial de cada um destes componentes facilita o reconhecimento das figuras mitóticas no epitélio oral.

William Dooley (1989)[10] estudou a utilização da técnica de Giemsa ácido para a identificação rápida de células mitóticas. A descrição das células mitóticas e a classificação em Prófase, Metáfase, Anáfase e Telófase podem ser facilmente efectuadas com ampliações tão baixas como 50-100X.

Chiecoet al(1993)[1] 3 estudaram violeta de cristal a 1% com vermelho rápido nuclear como contracorante, de modo a que as figuras mitóticas se destacassem claramente contra o fundo vermelho.

Madhuri R. Ankle(2007)[4] efectuou um estudo para comparar a coloração das células mitóticas em hematoxilina e eosina com a coloração em violeta de cristal e para comparar o número de figuras mitóticas presentes na mucosa oral normal, na displasia epitelial e no carcinoma espinocelular oral em secções coradas com violeta de cristal com o número de figuras em secções coradas com H e E. Foram estudados dez tecidos de mucosa oral normal e 15 tecidos de cada uma das displasias epiteliais orais observadas na leucoplasia associada ao tabaco e no carcinoma de células escamosas para avaliar a seletividade do violeta de cristal a 1% para as figuras mitóticas.Os resultados mostram que se observou um aumento estatisticamente significativo da contagem média de mitos nas secções de displasia epitelial coradas com violeta de cristal em comparação com as secções coradas com H e E *(p = 0,0327).* Observou-se um aumento semelhante na contagem de mitos nas *secções* de carcinoma espinocelular oral coradas com cristal violeta, em comparação com as secções coradas com H e E (p = 0,0443). Não se verificou qualquer diferença significativa nas contagens mitóticas determinadas em displasia ou carcinoma, quer pelas técnicas de coloração com violeta de cristal *(p = 0,4429)*, quer pelas técnicas de coloração com H e E (p = 0,2717). Concluiu-se que o violeta de cristal a um por cento proporciona uma vantagem definitiva sobre as secções coradas com H e E na coloração selectiva das figuras mitóticas. A comparação das contagens mitóticas entre os grupos de displasia e de carcinoma, quer nas secções coradas com violeta de cristal quer nas secções coradas com H e E, não revelou variações significativas

Kiran B. Jadhav(2012)[15] efectuou um estudo para avaliar a eficácia da coloração com violeta de cristal para a coloração de mfs e a sua comparação com a coloração com hematoxilina e eosina (H e E). A amostra do estudo inclui tecidos de arquivo embebidos em blocos de parafina diagnosticados como OED (n = 30) e OSCC (n = 30). *O* grupo de *controlo* foi constituído por amostras de tecido da mucosa oral de voluntários saudáveis *(n = 30).* Duas secções seriadas de cada amostra de tecido foram coradas separadamente com corante H e E e corante violeta cristal a 1%. As secções coradas foram observadas ao microscópio para identificação e contagem das figuras mitóticas.

Chatterjee S (2012)[16] estudou a quantificação das alterações nucleares em doenças potencialmente malignas. Concluiu do estudo que os valores de P para os índices mitóticos não produziram quaisquer correlações significativas. Por conseguinte, concluiu-se que o índice mitótico, por si só, não pode ser utilizado como indicador de progressão. No entanto, os valores de P para a contagem média de nucléolos apresentaram valores altamente significativos. Os índices mitóticos médios obtidos neste estudo não indicam qualquer tendência significativa para uma progressão linear no número de figuras mitóticas com um aumento da gravidade da lesão. Por conseguinte, foi evidente que o número de nucléolos é um indicador de transformação, enquanto, por outro lado, a contagem mitótica não tem qualquer significado.

Estandarte (2012)[17] investiga as diferentes técnicas de coloração dos cromossomas metafásicos humanos, tendo estudado que o Giemsa é um corante de luz visível que se liga ao ADN por intercalação e que, por isso, é utilizado para a coloração dos cromossomas. É uma mistura de corantes catiónicos de tiazina, sobretudo o azul B, e de corantes aniónicos de eosina, como a eosina Y. A coloração dos cromossomas envolve a formação de um precipitado de tiazina-eosina numa proporção molar de 2:1. Duas moléculas do pequeno corante tiazina, de difusão rápida, intercalam-se primeiro entre os pares de bases do ADN, numa configuração que favorece a ligação da grande molécula de eosina, de difusão lenta. Os cromossomas ficam corados de azul em resultado deste processo. A molécula de eosina forma então um precipitado com as moléculas de tiazina, fazendo com que os cromossomas se corem de púrpura. A formação deste precipitado é favorecida por um ambiente hidrofóbico.

Kapoor et al (2013)[18] estudaram a mitose e o seu significado na classificação histológica da displasia epitelial oral e do carcinoma oral e concluíram que, em vários sistemas de classificação, a mitose é utilizada como parâmetro para classificar o tumor. Ele estudou várias classificações, por exemplo, Broder (1927) classificou o carcinoma de células escamosas como bem, moderado e pouco diferenciado com base nos graus de queratinização, polimorfismo nuclear, padrão de invasão, resposta do hospedeiro e atividade mitótica. Este sistema demonstrou ter o melhor valor prognóstico. Em vários sistemas de classificação, a mitose é utilizada como parâmetro para classificar o tumor. Kramer (1980) sugeriu que um epitélio apresenta displasia se tiver caraterísticas relacionadas com as figuras mitóticas. Aumento do número de figuras mitóticas - é o aumento da frequência das figuras mitóticas. Nível de mitose - é a disseminação da atividade mitótica em níveis elevados do epitélio, com aumento da atividade mitótica total, com aumento da atividade mitótica total. Mitose anormal - é a presença de figuras mitóticas de várias formas, diferentes das normais, em qualquer camada do epitélio. Burkhardt e Maerker (1981) classificaram a displasia em relação à mitose. Baixa -Hiperplasia das células basais; polaridade das células basais perturbada; Média - ligeiro aumento da taxa de mitose; Alta - aumento da taxa de mitose; Carcinoma in situ - caraterísticas da displasia de alto grau mais acentuadas Perda da estratificação epitelial. Estroma não envolvido.

Sangeeta J Palaskar(2013)[3] efectuou um estudo para avaliar a eficácia de várias colorações no estudo das figuras mitóticas. A amostra do estudo inclui secções de tecidos embebidos em blocos de parafina diagnosticados como displasia epitelial oral. Estas secções serão coradas com várias colorações e as figuras mitóticas serão avaliadas. Todas as colorações utilizadas foram colorações nucleares, mas as figuras mitóticas foram melhoradas com Giemsa, violeta de cristal e Feulgen em comparação com as outras.

Nikita G(2014)[1] 9 efectuou um estudo para verificar a eficácia de várias colorações específicas para realçar as figuras mitóticas na displasia epitelial oral e no carcinoma oral de células escamosas. A amostra do estudo inclui 24 secções de tecidos embebidos em blocos de parafina diagnosticados como displasia epitelial oral e carcinoma de células escamosas oral, as figuras mitóticas serão avaliadas usando a coloração H&E; coloração azul de toluidina; coloração Giemsa; coloração violeta de cristal, coloração Feulgen. Concluiu-se que a coloração com violeta de cristal está um passo à frente da coloração padrão de H&E, o que facilita a identificação de figuras mitóticas, mesmo com uma ampliação menor, em comparação com a coloração de H&E. Concluiu-se que as colorações selectivas estão um passo à frente da coloração de H&E na coloração de figuras mitóticas.

Roopa S Rao et.al (2014)[20] estudaram secções de displasia epitelial ligeira, moderada e grave, que foram coradas com H&E, Feulgen e violeta de cristal a 1%, tendo sido contado o número de mfs. Cinco casos de carcinoma do colo do útero foram tomados como controlo. As secções coradas foram comparadas e os dados obtidos foram analisados estatisticamente utilizando o teste de Kruskal-Wallis. Os resultados mostraram contagens mitóticas médias estatisticamente mais elevadas com secções de displasia epitelial oral coradas com violeta de cristal a 1% do que com as colorações h e e e e e feulgen foram melhores do que ambas. A comparação das contagens mitóticas entre os vários graus de displasia epitelial oral não produziu quaisquer variações significativas.

Sri Chinthu KK (2016)[24] realizou um estudo para comparar a eficácia da coloração de H&E com cristal violeta, azul de toluidina e Giemsa na coloração de figuras mitóticas em OED e em OSCC. Neste estudo, foi observada uma contagem mitótica média elevada de 11,80 nas secções coradas com violeta de cristal da displasia epitelial oral. Da mesma forma, foi observada uma contagem mitótica média elevada de 12,40 nas secções coradas com violeta de cristal do carcinoma espinocelular oral. Todas as colorações utilizadas foram colorações nucleares, mas as figuras mitóticas foram aumentadas com violeta de cristal quando comparadas com outras colorações que foram utilizadas neste estudo.

Motiwale G(2016)[25] comparou o número de figuras mitóticas em secções de mucosa oral normal, displasia epitelial e CCEO com hematoxilina e eosina (H&E) e coloração de violeta de cristal e vermelho rápido nuclear (CV&NFR) a 1%, bem como a eficácia da coloração CV&NFR em comparação com a coloração H&E. A amostra do estudo foi constituída por duas secções seriadas de blocos de arquivo de mucosa oral normal e casos diagnosticados de displasia epitelial e CCEO. Uma lâmina foi corada com H&E e a outra com CV a 1% e NFR. As figuras mitóticas foram contadas com a ocular de grelha. Verificou-se um aumento significativo do número de mfs na DE oral e no CCEO em comparação com a mucosa oral normal. Verificou-se um aumento altamente significativo do número de mfs nas secções de tecido coradas com CV&NFR quando comparadas com a coloração H & E. A metáfase é a fase mais comummente observada da mitose.

Tandon A (2016)[27] realizou um estudo para contar o número de figuras mitóticas na mucosa oral normal, na displasia epitelial oral e no carcinoma de células escamosas em secções coradas com Hematoxilina e Eosina (H&E) e Cristal Violeta. Também foi comparado o número total de figuras mitóticas com ambas as colorações, juntamente com a avaliação da eficácia da coloração de ambas as colorações. A comparação da contagem de figuras mitóticas em três categorias em secções coradas com ambas as colorações mostrou uma diferença estatisticamente significativa ($p < 0,001$). O número médio de figuras mitóticas observadas no reagente Crystal Violet foi significativamente maior do que o observado na coloração H&E ($p < 0,001$). A eficácia diagnóstica global do Crystal Violet foi de 87,6%. O Crystal Violet obteve uma pontuação superior à da coloração H&E e também ajudou a apreciar melhor as metáfases no carcinoma de células escamosas e as telófases na displasia.

Tamgadge Sandhya (2016)[28] comparou várias fases e número de células mitóticas na coloração de hematoxilina e eosina com a coloração de violeta de cristal em tumores odontogénicos com comportamento agressivo. A coloração com violeta de cristal pode ser considerada como a melhor coloração para estudar as figuras mitóticas em lesões com alto potencial proliferativo.

Yoitha Prabhunath (2016)[30] comparou a eficácia de H&E com cristal violeta, azul de toluidina e Giemsa na coloração de figuras mitóticas em OED e em OSCC. Foram selecionados para o estudo cinco casos de OED e OSCC diagnosticados histopatologicamente. As secções destes tecidos foram submetidas às colorações de H&E, violeta de cristal, azul de toluidina e Giemsa. As figuras mitóticas foram identificadas e contadas em cinco campos de alta potência por lâmina. Os resultados foram tabulados e comparados estatisticamente. Concluiu que a coloração com violeta de cristal pode ser considerada como um método simples, fiável e económico para a identificação rápida de figuras mitóticas.

Priyanka Kadoo et al (2017)[31] realizaram um estudo em vários graus de carcinoma oral de células escamosas (OSCC) utilizando a coloração cristal-violeta a 1% e para correlacionar o índice de frequência mitótica (MFI) obtido com o índice de marcação Ki67 (Ki67LI), de modo a validar a sua utilidade como coloração selectiva para avaliar a proliferação. Verificou-se um aumento estatisticamente significativo do MFI obtido com a utilização da coloração de cristal-violeta a 1% em comparação com a coloração H e E de rotina. Foi observada uma correlação positiva estatisticamente significativa entre o Ki67LI e a mitose no CCEO bem e moderadamente diferenciado. Também foi observada uma correlação positiva no CCEO pouco diferenciado, mas não foi estatisticamente significativa. Tanto o MFI médio como o Ki67LI médio aumentaram significativamente do CCEO de grau I para o de grau II e para o de grau III. Concluíram que a coloração com violeta de cristal a 1% proporciona uma vantagem definitiva sobre as secções coradas com H e E. Assim, a coloração com violeta de cristal é fácil e económica para avaliar a proliferação quando comparada com marcadores IHC proliferativos dispendiosos.

\ O presente estudo foi efectuado no departamento de Patologia Oral e Microbiologia do Bhojia Dental College and Hospital Baddi, sendo o grupo de estudo constituído por n=90 amostras

Grupo I = n=60

subgrupo I a -Displasia ligeira (n=20)

Ib- Displasia moderada (n=20)

Ic - Displasia grave (n = 20)

Grupo II = n=30

subgrupo II a-Carcinoma de células escamosas bem diferenciado (n=10)

II b-Carcinoma de células escamosas moderadamente diferenciado (n=10)

II c-Carcinoma de células escamosas pouco diferenciado (n=10)

MATERIAIS

1) Amostra de tecido
2) Fixador (formalina neutra tamponada a 10%)
3) Fase de bruteza
4) Forquilha de tecido
5) Lâmina BP n.º 23 e pega n.º 4
6) Lápis de marcação de diamantes.
7) Lâminas de vidro (75x25mm)
8) Cassete de tecido
9) L.moldes
10) Folhas de cobertura (22x40mm)
11) Álcoois graduados
12) Xileno
13) Cera de parafina
14) Banho de água
15) Lâmpada de espírito
16) Micrótomo (Medimas)
17) Escova
18) Banho de flutuação de tecidos
19) Placa de aquecimento
20) Frigorífico
21) Albumina
22) Frascos de Coplin
23) Coloração de hemotoxilina e eosina (Himedia)
24) Coloração de Giemsa (Nice)
25) Coloração violeta cristalina (Nice)
26) Suporte de montagem (DPX)
27) Microscópio (Olympus)
28) Grelha do oculómetro

Preparação de tecidos

As biópsias foram efectuadas sob anestesia local no local adequado. Os tecidos foram deixados a fixar em formalina a 10% e depois processados manualmente, tendo sido preparados blocos. Foram preparadas secções de 3-5 µm de espessura com micrótomo. Os tecidos também foram obtidos de arquivos para o estudo.

CRITÉRIOS DE SELECÇÃO DOS DOENTES

- Lesões brancas não raspáveis
- Doentes com casos diagnosticados histopatologicamente de displasia e carcinoma de células escamosas.

CRITÉRIOS DE CLASSIFICAÇÃO DA DISPLASIA EPITÉLICA ORAL (Classificação da OMS)[2]

1. Displasia ligeira: Alterações arquitectónicas limitadas ao terço inferior do epitélio, juntamente com a atipia citológica
2. Displasia moderada: Alterações arquitectónicas que se estendem ao terço médio do epitélio.

O grau de atipia citológica requer uma atualização

3. Displasia grave: Mais de 2/3 do epitélio apresenta perturbações arquitectónicas e um número elevado de atipias citológicas.

CRITÉRIOS PARA IDENTIFICAR AS CÉLULAS MITÓTICAS:[4]

Foram utilizados os critérios de Van Deist et al. para atribuir uma estrutura como uma figura mitótica neste estudo:

1. A membrana nuclear deve estar ausente, indicando que as células ultrapassaram a prófase.

2. Extensões claras e peludas de material nuclear (cromossomas condensados) devem estar presentes, quer coaguladas (início da metáfase), quer num plano (metáfase / anáfase) ou em coágulos separados (telófase)

3. Dois coágulos cromossómicos paralelos, claramente separados, que devem ser contados como se estivessem separados.

CRITÉRIOS DE CLASSIFICAÇÃO DO CARCINOMA DE CÉLULAS ESCAMOSAS[5]

O sistema de Broder

Bem diferenciado (Grau I) = <25% de células indiferenciadas

Moderadamente diferenciado (Grau II) = <50% de células indiferenciadas

Pouco diferenciado (Grau III) = <75% de células indiferenciadas

Anaplásico/pleomórfico (Grau IV) = >75% de células indiferenciadas

Foram utilizadas três técnicas de coloração:

A. Método de coloração com hemotoxilina e eosina

B. Método de coloração violeta cristal

C. Método de coloração Giemsa

MÉTODO DE COLORAÇÃO COM HEMOTOXILINA E EOSINA[12]

1) As lâminas foram mantidas no aquecimento durante 2o minutos
2) Passado por duas mudanças de xileno durante 5 minutos cada
3) Lavado em água corrente da torneira
4) Colocadas em hematoxilina de Harris durante 7 minutos
5) Mergulhar a lâmina em álcool ácido para diferenciação
6) Lavado em água da torneira durante 5 minutos (azulado)
7) Colocada em eosina durante 3 minutos
8) Lavar com água da torneira
9) Passar por graus crescentes de álcool
10) Colocado em xileno durante 5 min

11) As lâminas foram montadas utilizando meios de montagem DPX

12) As lâminas foram observadas ao microscópio binocular

MÉTODO DE COLORAÇÃO COM GIEMSA [12]

SOLUÇÕES

Estoque de Giemsa disponível no mercado ou

Pó de coloração Giemsa - 4g

Glicerol - 250 ml

Metanol - 250 ml

Dissolver o pó em glicerol a 60°C com agitação regular. Adicionar metanol e agitar a mistura

e deixar repousar durante sete dias. Filtrar antes de utilizar.

Trabalhar com Giemsa

Caldo de Giemsa - 4 ml

Água destilada tamponada com acetato

Método

1) Desparafinizar e re-hidratar através de álcoois graduados
2) Enxaguar em água destilada tamponada a 6,8
3) Coloração em giemsa de trabalho durante a noite
4) Enxaguar em água destilada
5) Lavar com ácido acético aquoso a 0,5% até a secção ficar cor-de-rosa
6) Lavar com água da torneira
7) Secar até ficar quase seco
8) Desidratar rapidamente através de álcoois, limpar e montar.

MÉTODO DE COLORAÇÃO COM VIOLETA DE CRISTAL[12]

Preparação da solução

Dissolver 2 g de violeta cristal em 20 ml de álcool a 90%.

Adicionar 80 ml de oxalato de amónio aquoso a 1%. Dissolver utilizando uma quantidade mínima de calor. Arrefecer e filtrar

Método

1) Secções de água
2) corar com solução de violeta de cristal durante 5 minutos
3) Lavar e diferenciar em ácido acético a 0,2%
4) Lavar e montar

CONTAGEM DE FIGURAS MITÓTICAS [4]

As figuras mitóticas foram contadas utilizando uma grelha oculométrica em 15 campos de grelha, com uma ampliação de 400x, de forma escalonada. A contagem mitótica foi expressa como a contagem mitótica por campo de grelha e a contagem mitótica por milímetro quadrado.

A contagem mitótica por campo da grelha foi calculada da seguinte forma

$$\text{Mitotic count / grid field} = \frac{\text{Total number of mitotic figures observed}}{\text{Number of grid fields counted}}$$

$$\text{Mitotic count per square milimeter} = \frac{\text{Average number of mitotic figures per grid field}}{\text{Area of 1 grid field}}$$

Os dados recolhidos foram analisados estatisticamente utilizando o teste U de Mann-Whitney e o teste Anova de uma via.

ARMAMENTARIUM

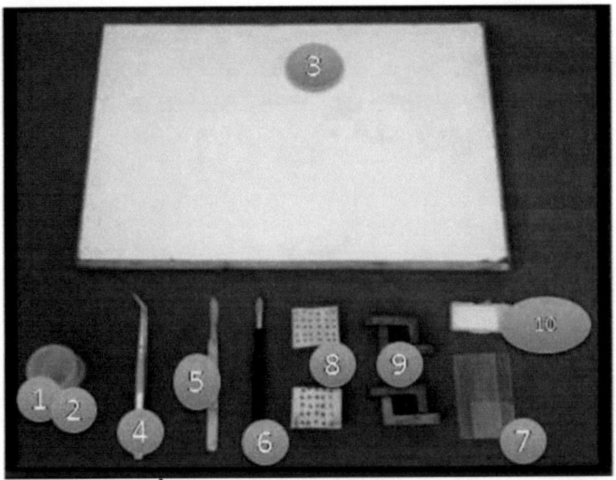

FIGURA 1: ARMAMENTÁRIO UTILIZADO PARA O PROCESSAMENTO DE TECIDOS

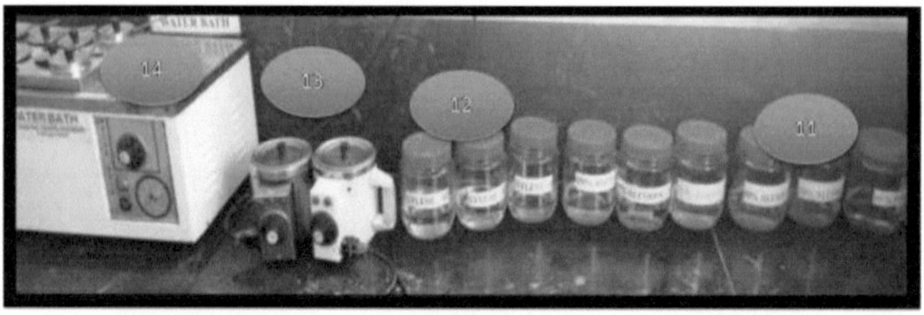

FIGURA 2: ÁLCOOL GRADUADO, XILENO E CERA DE PARAFINA UTILIZADOS NO PROCESSAMENTO DE TECIDOS

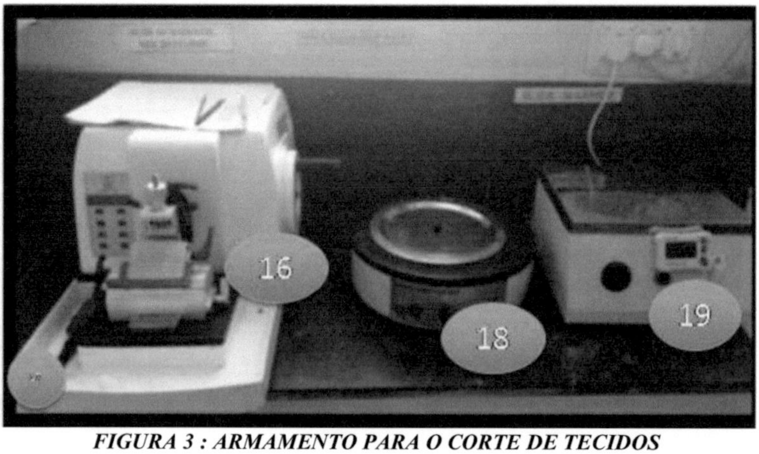

FIGURA 3 : ARMAMENTO PARA O CORTE DE TECIDOS

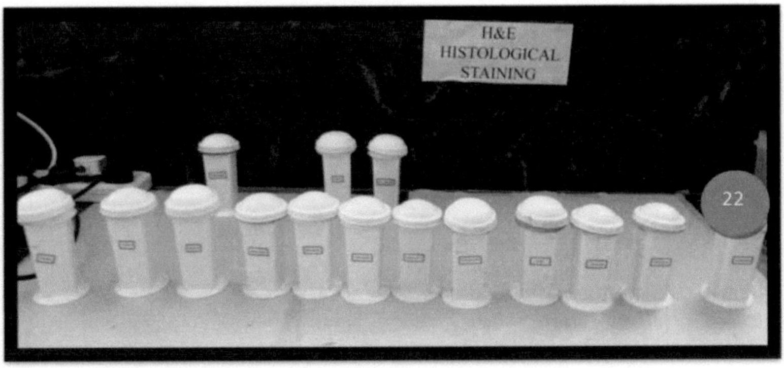

FIGURA 4: COLORAÇÃO COM HEMATOXILINA/EOSINA

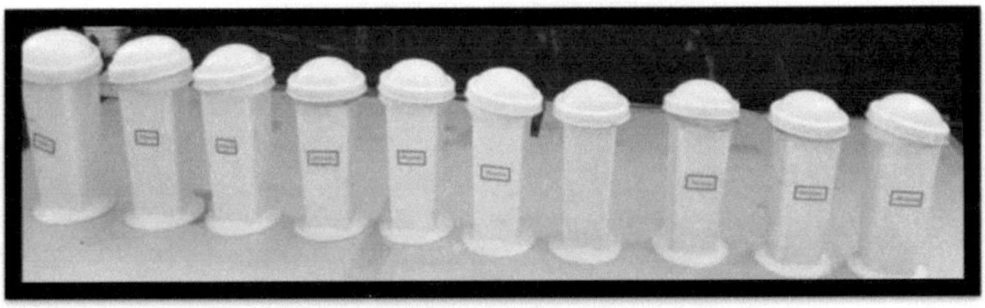

FIGURA 5: COLORAÇÃO COM VIOLETA DE CRISTAL

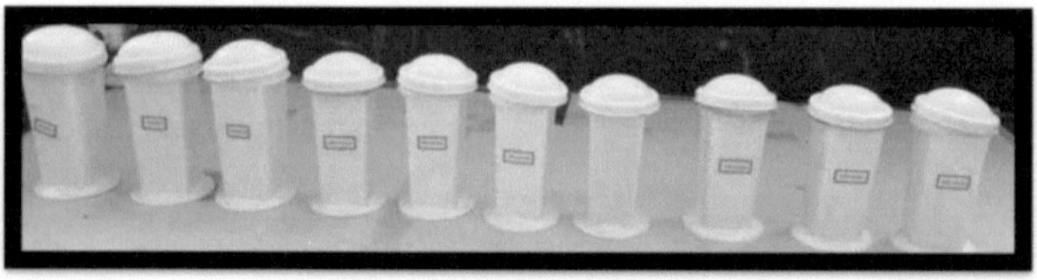

FIGURA 6: COLORAÇÃO DE GIEMSA

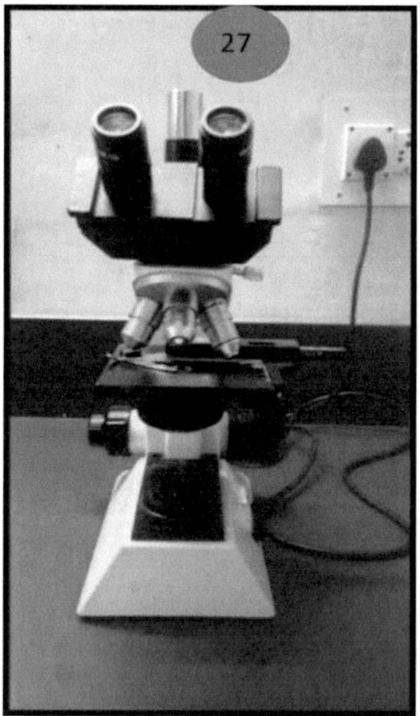

Figura 7: MICROSCÓPIO

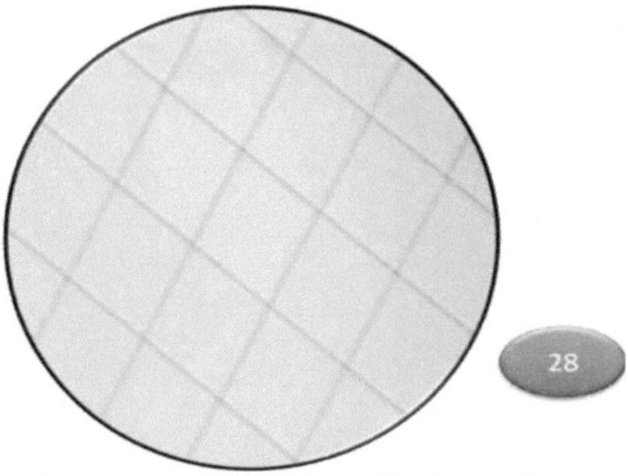

Figura 8: quadrados da grelha do oculómetro

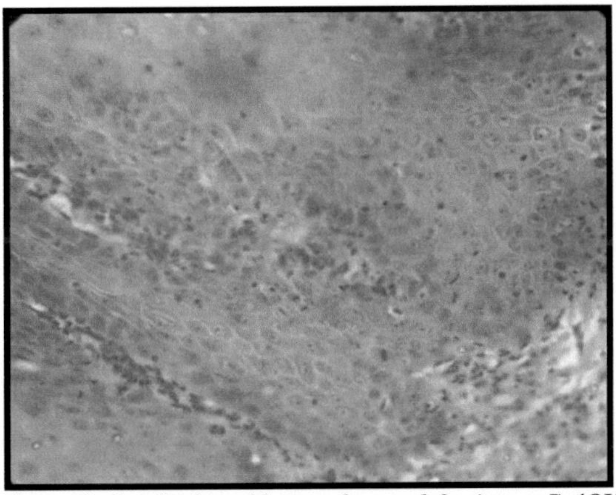

Figura 9: Secção de tecido corada com h&e (grupo I) 4OX

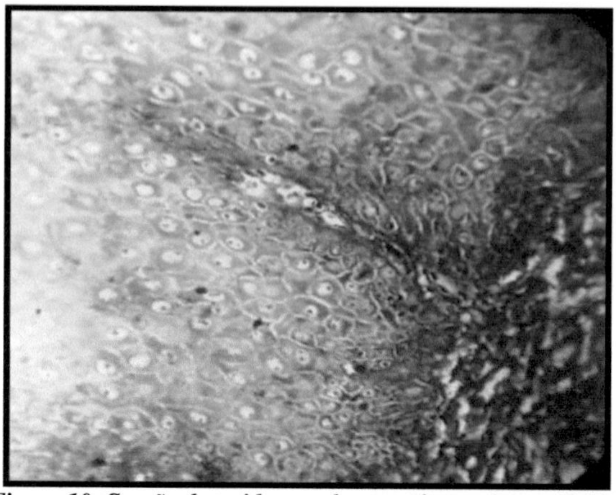

Figura 10: Secção de tecido corada com giemsa (grupo I)4OX

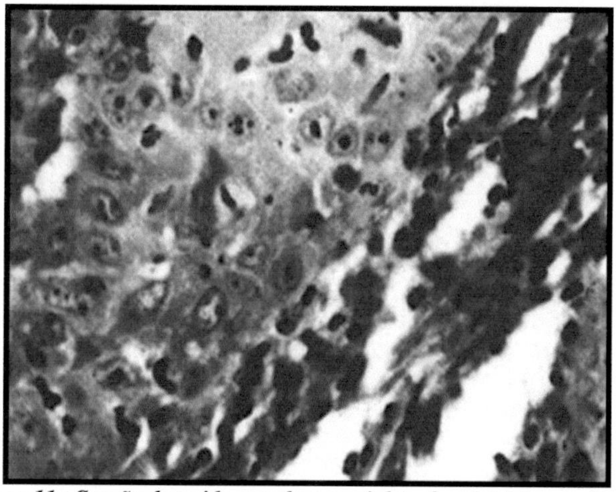

Figura 11 : Secção de tecido corada com violeta de cristal (grupo I) 4OX

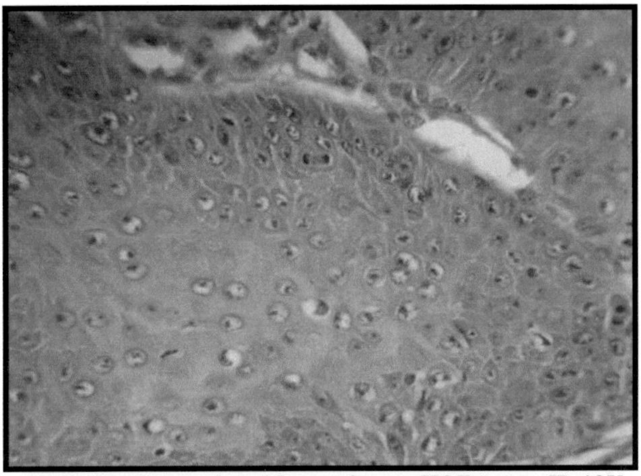

Figura 12 : Secção de tecido corada com H&E (grupo II) 4OX

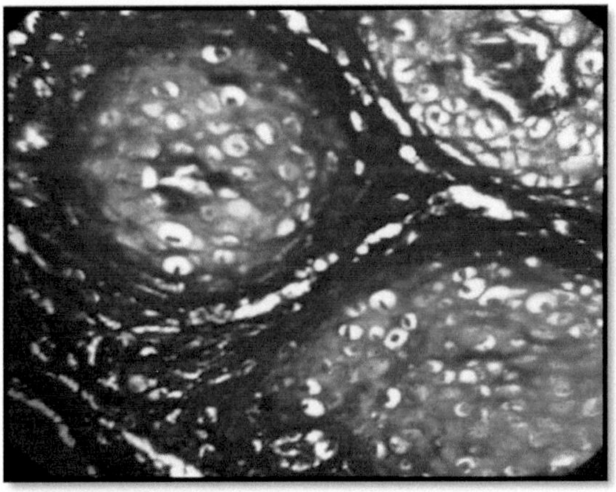

Figura 13 : Secção de tecido corada com giemsa (grupo II)4OX

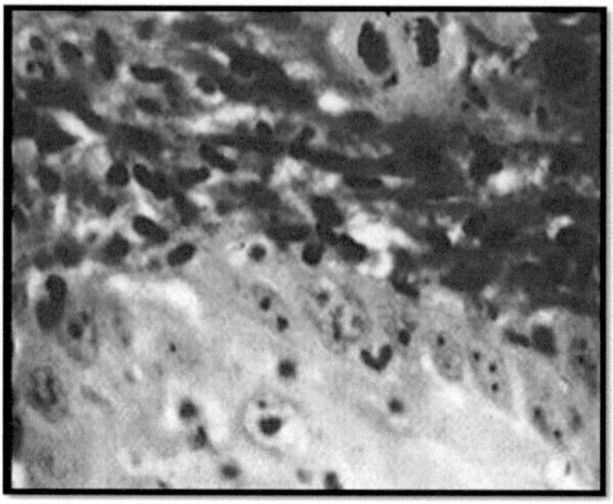

Figura 14: Secção de tecido corada com violeta de cristal (grupo II) 4OX

	GROUPS	MEAN	SD	F VALUE	P VALUE	S/NS
H &E	IA	2.05	1.19	91.57	>0.05	Not significant
	IB	4.7	0.86			
	IC	7.65	1.72			

Tabela 1: Tabela que ilustra os valores médios de displasia ligeira, moderada e grave na coloração H & E

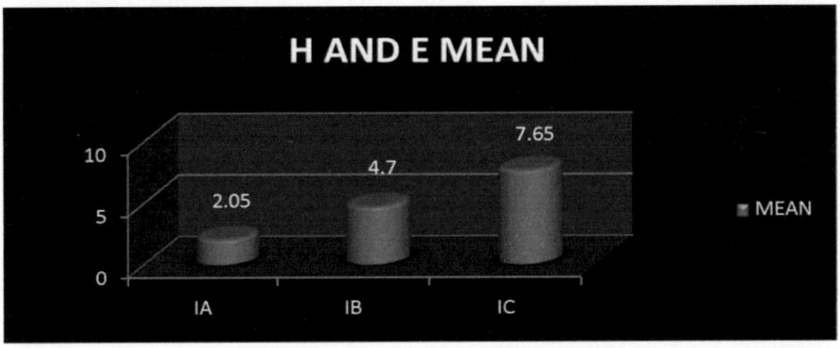

Gráfico 1 :- Comparação da contagem mitótica nos grupos Ia, Ib e Ic na coloração H&E

Utilizando H&E, o valor médio do grupo I é de 2,05 com DP 1,19, o do grupo IB é de 4,7 com DP 0,86 e o do grupo IC é de 7,65 com DP 1,72. O valor F é de 91,57. Não existe diferença significativa entre o grupo I, o grupo IB e o grupo IC. O valor de P é >0,05 (tabela 1, gráfico 1).

	GROUPS	MEAN	SD	F VALUE	P VALUE	S/NS
CRYSTAL VIOLET	IA	4.95	3.03	24.87	>0.05	Not significant
	IB	7.65	1.49			
	IC	10.4	2.54			

Tabela 2: Tabela que ilustra os valores médios de displasia ligeira, moderada e grave na coloração de violeta cristal

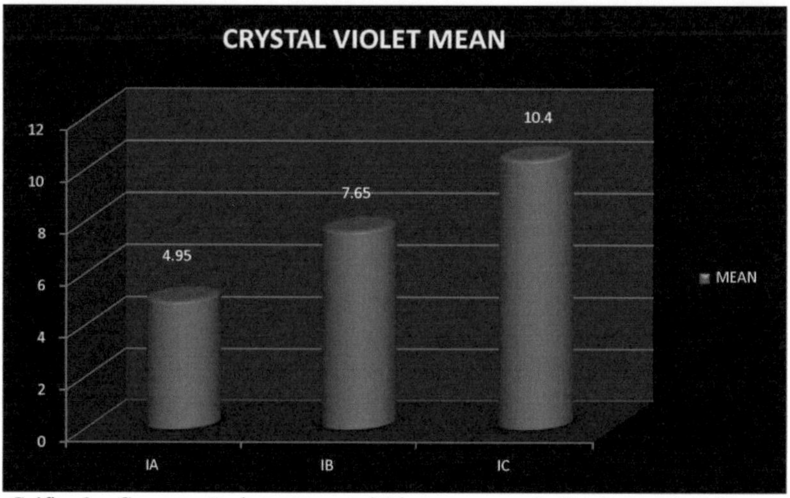

Gráfico 2 :- Comparação da contagem mitótica nos grupos Ia, Ib e Ic na coloração com violeta de cristal

Utilizando cristal violeta, o valor médio do Grupo I A é 4,95 com DP 3,03, o Grupo IB é 7,65 com DP 1,49 e o Grupo IC é 10,4 com DP 2,54. O valor de F é 50,91. Não existe diferença significativa entre o grupo I, o grupo IB e o grupo IC O valor de P é >0,05 (tabela 2, gráfico 2)

<table>
<tr><td rowspan="4">GIEMSA</td><td>GROU PS</td><td>MEAN</td><td>SD</td><td>F VALUE</td><td>P VALUE</td><td>S/NS</td></tr>
<tr><td>IA</td><td>1.55</td><td>0.82</td><td rowspan="3">50.91</td><td rowspan="3">>0.05</td><td rowspan="3">Not significant</td></tr>
<tr><td>IB</td><td>2.9</td><td>0.78</td></tr>
<tr><td>IC</td><td>5.25</td><td>1.68</td></tr>
</table>

Tabela 3: Tabela que ilustra os valores médios de displasia ligeira, moderada e grave na coloração de giemsa)

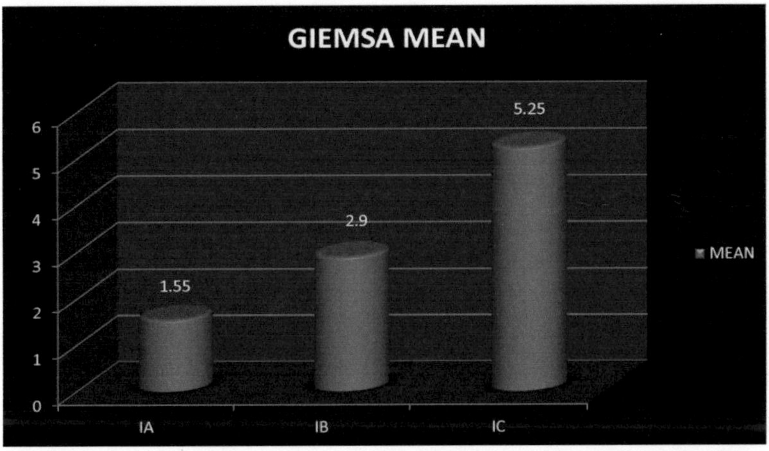

Gráfico 3 :- Comparação da contagem de mitoses nos grupos Ia, Ib e Ic na coloração de giemsa

Utilizando a coloração de giemsa, o valor médio do Grupo I A é 1,55 com DP 0,82, o Grupo IB é 2,9 com DP 0,78 e o Grupo IC é 5,25 com DP 1,68. O valor de F é 50,91. Não existe diferença significativa entre o grupo I, o grupo IB e o grupo IC O valor de P é >0,05 (tabela 3, gráfico 3)

H AND E	GROUPS	MEAN	SD	F VALUE	P VALUE	S/NS
	IIA	2.4	1.26	22.73	>0.05	Not significant
	IIB	5.8	2.57			
	IIC	10.1	3.38			

Tabela 4: Tabela que ilustra os valores médios do CEC bem, moderado e pouco diferenciado na coloração H & E

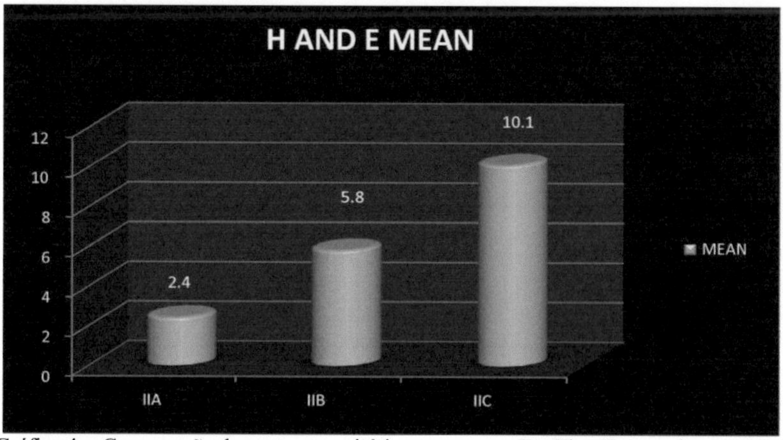

Gráfico 4 :- Comparação da contagem mitótica nos grupos IIa, IIb e IIc na coloração H&E

Utilizando H&E , o valor médio do Grupo I I A é 2,4 com DP 1,26 , o Grupo IIB é 5,8 com DP 2,57

A CII do Grupo é de 10,1 com DP 3,38. O valor de F é 22,73. Não existe uma diferença significativa

entre o grupo II, o grupo IIB e o grupo IIC O valor de P é >0,05 (Quadro 4, gráfico 4).

CRYSTAL VIOLET	GROUPS	MEAN	SD	F VALUE	P VALUE	S/NS
	IIA	5.8	2.57	14.51	>0.05	Not significant
	IIB	7.9	2.72			
	IIC	13.3	4.11			

Tabela 5: Tabela que ilustra os valores médios do CEC bem, moderado e pouco diferenciado na coloração de violeta de cristal

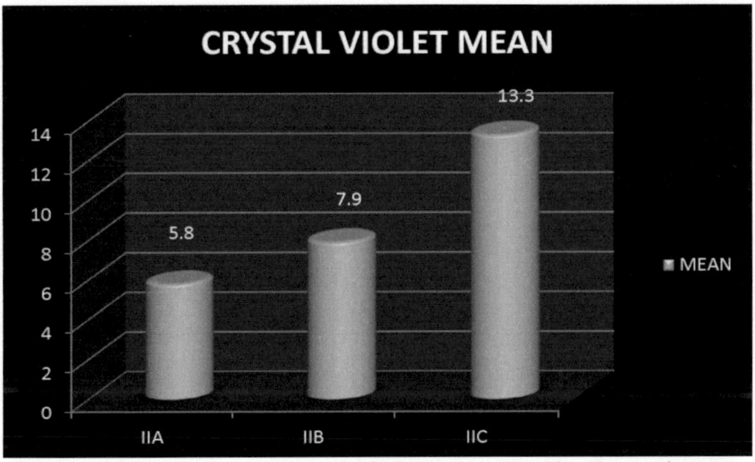

Gráfico 5 :- Comparação da contagem mitótica nos grupos IIa, IIb e IIc na coloração com violeta de cristal

Utilizando H&E, o valor médio do Grupo II A é de 5,8 com DP 2,57, o do Grupo IIB é de 7,9 com DP 2,72

O valor F é de 14,51. Não existe uma diferença significativa

entre o grupo I , o grupo IIB &IIC O valor de P é >0,05.(tabela5.gráfico 5)

	GROUPS	MEAN	SD	F VALUE	P VALUE	S/NS
GIEMSA	IIA	1.5	0.527	42.33	>0.05	Not significant
	IIB	4.4	1.89			
	IIC	8.1	1.96			

Tabela6: Tabela que ilustra os valores médios dos CEC bem, moderados e pouco diferenciados na coloração de giemsa

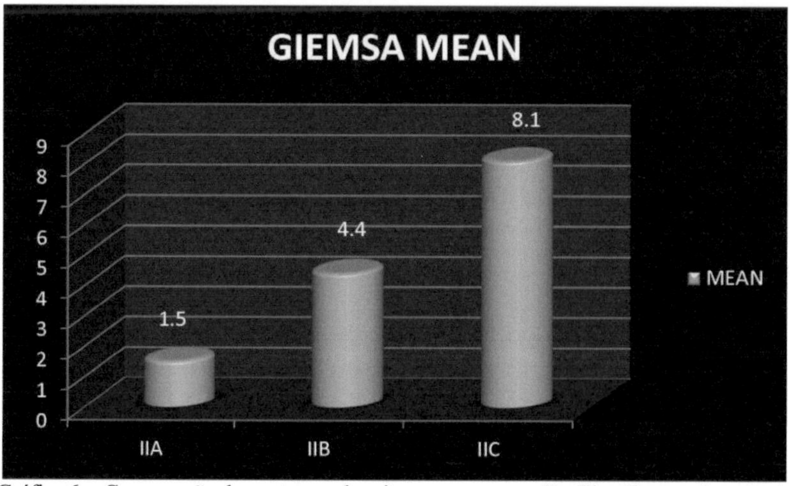

Gráfico 6 :- Comparação da contagem de mitoses nos grupos IIa, IIb e IIc na coloração de giemsa

Utilizando giemsa, o valor médio do Grupo II A é de 1,5 com DP 0,527, o do Grupo IIB é de 4,4 com DP 1,89 e o do Grupo IIC é de 8,1 com DP 1,96. Não há diferença significativa entre o grupo II, o grupo IIB e o grupo IIC O valor de P é >0,05 (tabela 6, gráfico 6).

	GROUPS	MEAN	SD	UVALUE	Z VALUE	P VALUE	S/NS
H AND E	GTOTAL I	4.8	2.91	45	-2.39	0.0764	NS
	GTOTAL II	6.1	4.42				

Tabela 7: tabela que ilustra a comparação entre o grupo I e o grupo II na coloração H&E

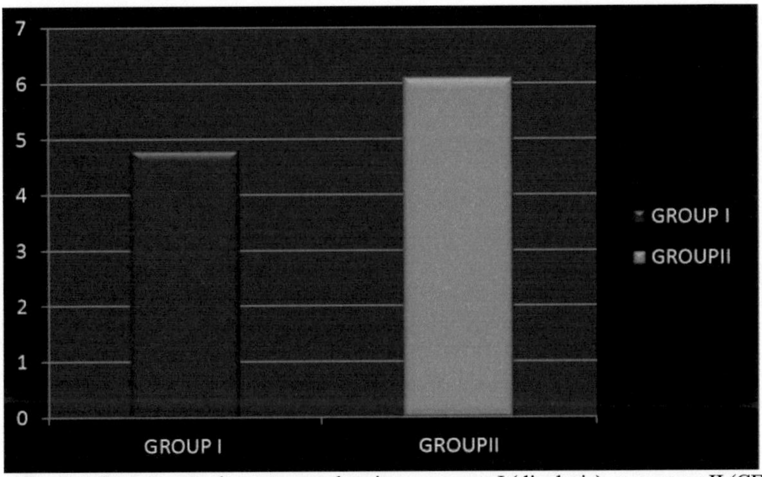

Gráfico 7 :- Comparação da contagem de mitos no grupo I (displasia) e no grupo II (CEC oral) na coloração H&E

Utilizando o H&E, quando comparamos o GRUPO I e o GRUPO II, o valor médio do grupo I é de 4,8 com DP = 2,91 e o do grupo II é de 6,1 com DP = 4,42. O valor U é 45, o valor z é -2,39 e o valor p é 0,0764, o que não é significativo (tabela 7, gráfico 7).

CRYSTAL VIOLET	GROUPS	MEAN	SD	U VALUE	Z VALUE	P VALUE	S/NS
	GTOTAL I	7.66	5.12	62	-1.64	0.098	NS
	GTOTAL II	9	5.72				

Tabela 8: Tabela que ilustra a comparação entre o grupo I e o grupo II na coloração de violeta cristal

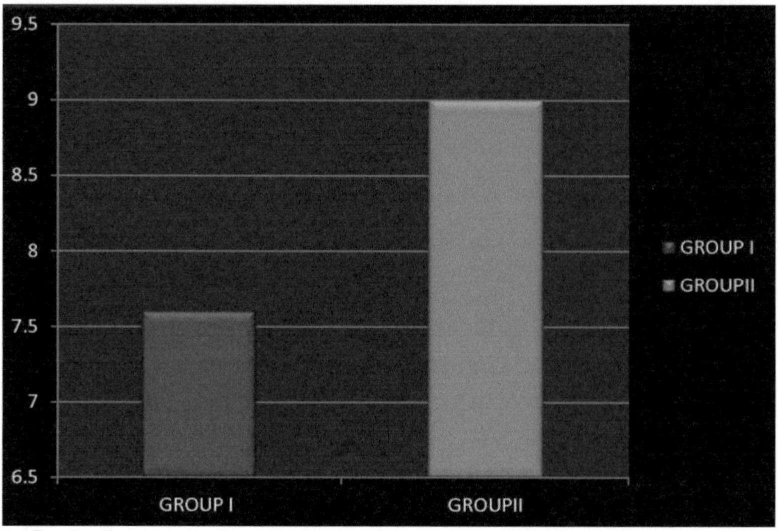

Gráfico 8:- Comparação da contagem de mitos no grupo I (displasia) e no grupo II (CEC oral) na coloração com violeta de cristal

Utilizando violeta cristalino, quando comparamos o GRUPO I e o GRUPO II, o valor médio do grupo I é 7,66 com DP 5,12 e o do grupo II é 9 com DP 5,72. O valor U é 62, o valor z é -1,64 e o valor p é 0,098, o que não é significativo (tabela 8, gráfico 8).

GIEMSA	GROUPS	MEAN	SD	U VALUE	Z VALUE	P VALUE	S/NS
	GTOTAL I	3.23	2.23	22	-3.4	0.1606	NS
	GTOTAL II	4.8	3.13				

Tabela 9: Tabela que ilustra a comparação entre o grupo I e o grupo II na coloração de giemsa

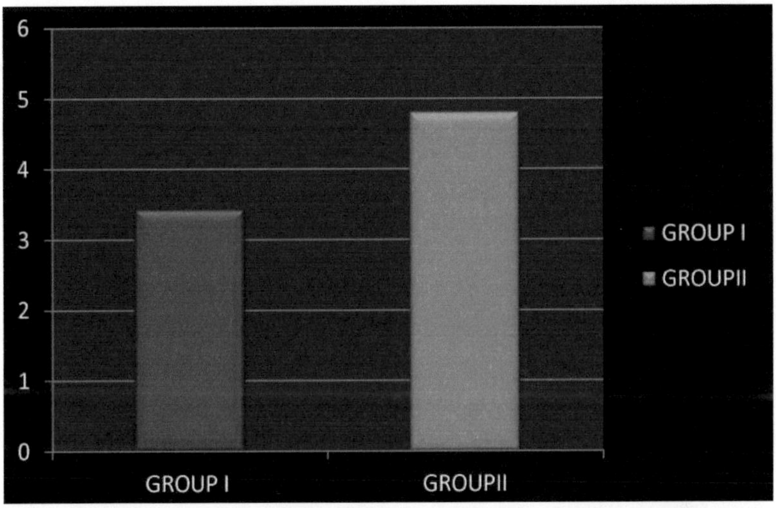

Gráfico 9:- Comparação da contagem de mitos no grupo I (displasia) e no grupo II (CEC oral) na coloração de giemsa

Utilizando o giemsa, quando comparamos o GRUPO I (displasia oral) e o GRUPO II (CC oral), o valor médio do grupo I é de 3,23 com DP 2,23 e o do grupo II é de 4,8 com DP 3,13. O valor U é 22, o valor z é -3,4 e o valor p é 0,1606, o que não é significativo (tabela 9, gráfico 9).

COMPARING GROUPS	MEAN	SD	U VALUE	Z VALUE	P VALUE	S/NS
H AND E	4.8	2.90	25.5	-4.7	<.0001	S
CRYSTAL VIOLET	7.6	5.11				
H AND E	4.8	2.90	35	4.44	0.06016	NS
GIEMSA	3.23	2.22				
CRYSTAL VIOLET	7.6	5.11	0	5.39	<.0001	S
GIEMSA	3.23	2.22				

Quadro 10: Quadro que ilustra a comparação entre o grupo I e o grupo II na coloração de giemsa na displasia

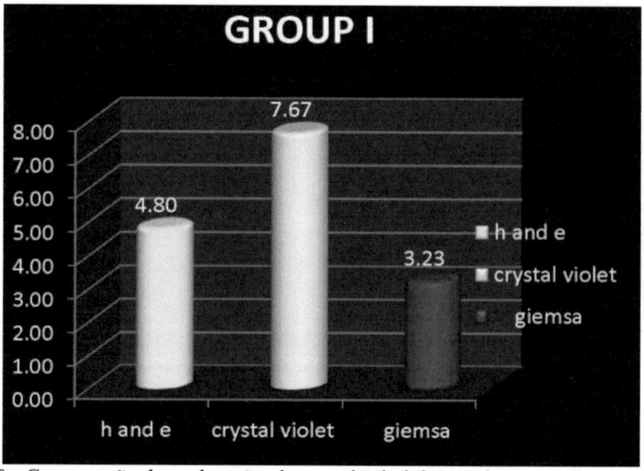

Gráfico 10:- Comparação das colorações h e e, cristal violeta e giemsa no Grupo I (displasia oral)

- No grupo I, quando comparamos a média da coloração H&E e do cristal violeta, o valor u é 25,5 e o valor z é -4,7. O valor p é 0,001, o que significa que existe uma diferença significativa entre eles.
- Na comparação entre H&E e Giemsa, o valor u é 35, o valor z é 4,44 e o valor p é 0,06016, o que significa que não existe uma diferença significativa entre eles
- Ao comparar o cristal violeta e o giemsa, o valor u é 0, o valor z é 5,39 e o valor p é <0,001, o que significa que existe uma diferença significativa entre eles (quadro 10, gráfico 10).

COMPARING GROUPS	MEAN	SD	U VALUE	Z VALUE	P VALUE	S/NS
H AND E	6.1	4.42	10.5	-2.98	0.0038	S
CRYSTAL VIOLET	9	5.71				
H AND E	6.1	4.42	19.5	-2.26	0.0832	NS
GIEMSA	4.66	3.12				
CRYSTAL VIOLET	9	5.71	1.5	-3.62	0.00028	S
GIEMSA	4.66	3.12				

Tabela 11: Tabela que ilustra a comparação entre o grupo I e o grupo II na coloração de giemsa no CCE oral

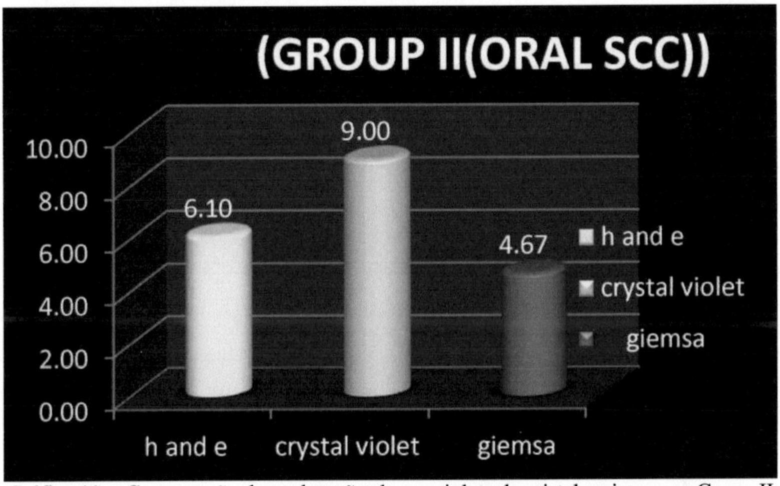

Gráfico 11 :- Comparação das colorações h e e, violeta de cristal e giemsa no Grupo II (carcinoma espinocelular oral)

- No grupo II, quando comparamos a média da coloração H&E e do cristal violeta, o valor u é 10,5 e o valor z é -2,98. O valor p é 0,0038, o que significa que existe uma diferença significativa entre eles.
- Na comparação entre H&E e Giemsa, o valor u é 19,5, o valor z é -2,26 e o valor p é 0,0832, o que significa que não existe diferença significativa entre eles
- Ao comparar o cristal violeta e o giemsa, o valor u é 1,5, o valor z é -3,62 e o valor p é 0,00028, o que significa que existe uma diferença significativa entre eles (quadro 11, gráfico 11).

O quadro seguinte ilustra uma comparação entre os vários corantes com base nos parâmetros abaixo mencionados.

Stains	Standardization	Time required for staining	Feasibility for routinely use	Quality of mitotic figures ssen	Costeffectiveness
H & E	Easy	20 min	Yes	Good	Economical
Giemsa	Moderately easy	Overnight	Not frequently	Average	Economical
Crystal violet	Easy	10 min	Yes	Good	Economical

Quadro 12:- Comparação entre os diferentes corantes

A tabela 12 ilustra a comparação entre as colorações de H&E, violeta de cristal e giemsa utilizando parâmetros de normalização, tempo necessário, utilização de rotina, qualidade da coloração e relação custo-eficácia. O H&E e o violeta cristal mostram uma melhor qualidade das figuras mitóticas e são viáveis para utilização de rotina, enquanto o giemsa mostra uma qualidade média e demora uma noite para corar as secções, pelo que não é viável para utilização de rotina.

DISCUSSÃO

A mitose é um processo que serve de base à produção de novas células e é responsável pelo crescimento e manutenção de um organismo. Não só desempenha um papel na biologia celular básica, como também na quebra da capacidade da célula para regular a sua própria divisão, o que tem implicações importantes. O número aumentado e anormal de figuras mitóticas indica um dano genético que foi incluído como um critério importante na classificação da OMS para a graduação da displasia epitelial oral (1978).
Por conseguinte, a identificação e a quantificação das células mitóticas constituem um instrumento valioso na avaliação do sistema de classificação histológica e funcionam como um indicador de prognóstico em lesões pré-cancerosas e cancerosas.

Embora estejam disponíveis vários métodos mais recentes e específicos, como a imunohistoquímica, a citometria de fluxo e a autoradiografia, para a quantificação das figuras mitóticas, o fator custo e tempo torna-os menos viáveis. Uma coloração histoquímica corretamente padronizada e a utilização precisa de critérios morfológicos para a identificação de figuras mitóticas podem ultrapassar estes problemas. Na prática de rotina, o H&E é a coloração histológica mais utilizada. Este facto deve-se à sua capacidade de corar a maioria das estruturas histológicas e é particularmente adequado para a demonstração dos núcleos. Embora a coloração H&E esteja facilmente disponível, a distinção entre uma célula apoptótica, um núcleo picnótico e células mitóticas pode, por vezes, ser difícil.

No presente estudo, o nosso objetivo foi identificar uma técnica simples, económica e rápida para estudar e comparar a coloração das figuras mitóticas utilizando H&E com violeta de cristal e coloração de Giemsa.

A utilização da técnica de Giemsa ácido para a identificação rápida de células mitóticas foi mencionada por William Doodley.[3] A descrição das células mitóticas e a classificação em Prófase, Metáfase, Anáfase e Telófase podem ser facilmente efectuadas com ampliações reduzidas. Seguimos a técnica de coloração de Bancroft para esta coloração e verificámos que a mitose aparecia azul escura e podia ser facilmente diferenciada do fundo rosa claro. No entanto, o procedimento demora mais tempo (de um dia para o outro) e provavelmente não é adequado para a prática de rotina.

A coloração com violeta de cristal está um passo à frente da coloração padrão de H&E, o que facilita a identificação de figuras mitóticas, mesmo com uma ampliação menor, em comparação com a coloração de H&E. No nosso estudo, também verificámos que a coloração com violeta de cristal é mais rápida, mais barata e comparativamente mais fácil de executar.

Neste estudo, quando comparamos H&E e violeta de cristal e giemsa no grupo 1 (displasia epitelial oral). Foi observada uma contagem mitótica média de 4,8/15 (SD= 2,90) campos de grelha nas secções coradas com H&E, enquanto a contagem mitótica média de 3,2/15 campos de grelha (SD= 2,22) foi observada nas secções coradas com giemsa.Existe uma diferença significativa entre H&E e violeta de cristal com um valor de $p < 0{,}0001$ e violeta de cristal e giemsa com um valor de $p < 0{,}0001$. Não existe diferença significativa entre a coloração H&E e Giemsa (valor de $p > 0{,}05$).

No grupo 1I (carcinoma oral de células escamosas). Foi observada uma contagem média de mitos de 6,1/15 campos de grelha (DP= 4,42) nas secções coradas com H&E, enquanto que nas secções coradas com giemsa foi observada uma contagem média de mitos de 4,6 /15 campos de grelha (DP= 3,12). (Houve uma diferença significativa entre H&E e cristal violeta com um valor de $p < 0{,}0038$ e cristal violeta e giemsa com um valor de $p < 0{,}00028$. Não foi observada uma diferença significativa entre H&E e Giemsa com um valor de p 0,0732.

A utilização de violeta de cristal também elimina a inclusão errónea de picnose, apoptose e cariorrexe como figuras mitóticas, eliminando assim resultados falsos positivos, o que facilita a discriminação.

Num estudo semelhante realizado por Ankle MR para avaliar a seletividade da coloração com violeta de cristal a 1% para MFs na mucosa oral normal, displasia epitelial oral e carcinoma de células escamosas oral. A coloração com violeta de cristal a 1% foi comparada com a coloração de H&E de rotina. Os resultados mostraram contagens médias de mitos estatisticamente superiores nas secções de displasia epitelial oral e de carcinoma espinocelular oral coradas com violeta de cristal a 1%, em comparação com as secções coradas com H&E.[4]

Num outro estudo realizado por Jadhav KB, verificou-se que o violeta de cristal a 1% proporcionava uma vantagem definitiva sobre as secções coradas com H&E na coloração selectiva de MFs. Foi observado um aumento significativo do número de MFs em tecidos corados com violeta de cristal na displasia epitelial oral e no carcinoma de células escamosas oral.[15]

Um estudo semelhante efectuado por Sangeeta J Palaskar para avaliar a eficácia de várias colorações no estudo das figuras mitóticas na displasia epitelial oral indicou que a coloração com violeta de cristal era mais rápida, mais barata e comparativamente mais fácil de executar.[3]

No estudo efectuado por sri chinthu kk, as figuras mitóticas foram realçadas com violeta de cristal quando comparadas com outras colorações.[24]

Num estudo efectuado por Motiwale, verificou-se um aumento significativo do número de MFs na DE oral e no CCEO em comparação com a mucosa oral normal, utilizando a coloração de violeta de cristal.[25]

Noutro estudo realizado por Tandon A O número médio de figuras mitóticas observadas no reagente Crystal Violet foi significativamente superior ao observado na coloração H&E ($p < 0{,}001$) 7[2]

Quando comparamos a contagem mitótica na displasia epitelial oral (grupo I) utilizando a coloração H&E, a contagem mitótica média observada no grupo I a (displasia ligeira) = 2,05/15 campos de grelha (SD =1.19), no grupo Ib (displasia moderada) = 4,7/15 campos de grelha (DP=0,86), no grupo 1c (displasia grave) = 7,6/15 campos de grelha (DP=1,72). Não houve diferença significativa entre estes subgrupos com um valor de $p > 0{,}05$.

Quando comparamos a contagem mitótica na displasia epitelial oral (grupo I) utilizando a coloração de violeta de cristal, a contagem mitótica média observada no grupo I a (displasia ligeira) = 4,95/15 campos de grelha (DP = 3.03), grupo Ib (displasia moderada) = 7,65/15 campos de grelha (DP=1,49), grupo 1c (displasia grave) = 10,04/15 campos de grelha (DP=2,54). Não houve diferença significativa entre estes subgrupos com um valor de $p > 0{,}05$.

Quando comparamos a contagem de mitos na displasia epitelial oral (grupo I) utilizando a coloração de giemsa, a contagem média de mitos observada no grupo I a = 1,55/15 campos de grelha (SD =0,82), grupo Ib (displasia moderada) =2,9/15 campos de grelha (SD=0,78), grupo1c (displasia grave) =5,25/15 campos de grelha (SD=1,68).

Num estudo semelhante realizado por Roopa S Rao et.al., a comparação das contagens mitóticas entre vários graus de displasia epitelial oral não produziu quaisquer variações significativas.[20]

Quando comparamos a contagem mitótica no carcinoma oral de células escamosas (grupo II) utilizando a coloração H&E, a contagem mitótica média observada no grupo IIa (bem diferenciado) = 2,4/15 campos de grelha (DP = 1,26), grupo IIb (moderadamente diferenciado) = 5,8/15 campos de grelha (DP = 2,57), grupo 1Ic (pouco diferenciado) = 10,1/15 campos de grelha (DP = 3,38).

Quando comparamos a contagem mitótica no carcinoma espinocelular oral (grupo II) utilizando a coloração de violeta de cristal, a contagem mitótica média observada no grupo IIa (bem diferenciado) = 5,8/15 campos de grelha (SD =2,5), grupo IIb (moderadamente diferenciado) =7,9/15 campos de grelha (SD=2,7), grupo1I c (pouco diferenciado) =13,3/15 campos de grelha (SD=4,11).

Quando comparamos a contagem mitótica no carcinoma espinocelular oral (grupo II) utilizando a coloração de giemsa, a contagem mitótica média observada no grupo IIa (bem diferenciado) = 1,5/15 campos de grelha (SD =0,52), grupo IIb (moderadamente diferenciado)=4,4/15 campos de grelha (SD=1,89), grupo1I c (pouco diferenciado) =8,1/15 campos de grelha (SD=1,96). Não houve diferença significativa entre estes subgrupos com valor de $p > 0,05$.

Quando comparamos o Grupo I e o Grupo II, não foram obtidos resultados significativos nas colorações de H&E, Giemsa e violeta de cristal. (valor $p>0,05$)

A comparação das contagens mitóticas entre os grupos displasia e carcinoma, quer nas secções coradas com violeta de cristal, quer nas secções coradas com H e E, não revelou variações significativas. A displasia grave coexiste frequentemente com o carcinoma in situ ou com o carcinoma invasivo. Os limites entre a displasia grave, o carcinoma in situ e o carcinoma invasivo precoce são indistintos. Esta poderá ser provavelmente a razão para a diferença mínima nas contagens mitóticas obtidas neste estudo entre os grupos da displasia e do carcinoma. Isto também pode ser atribuído à variação da atividade metabólica, à quantidade de estroma, à heterogeneidade das células tumorais e à variação da celularidade num tecido tumoral.

Os nossos resultados estão correlacionados com o estudo realizado por Ankle MR para avaliar a seletividade da coloração com violeta de cristal a 1% para MFs na mucosa oral normal, displasia epitelial oral e carcinoma espinocelular oral. Uma pesquisa bibliográfica não revelou outros estudos em que as contagens mitóticas fossem comparadas entre displasia e carcinoma através da utilização de uma coloração histoquímica selectiva.[4]

REFERÊNCIAS

1. Sushma Mehkri , Asha R Iyengar , K.S. Nagesh , Bharati M.B. Análise da taxa de proliferação celular na Leucoplasia Oral e no Carcinoma de Células Escamosas Oral.J Clin Exp Dent. 2010;2(4):e173-7.

2. Sadiq H, Gupta P, Singh N, Thakar SS, Prabhakar I, Thakral J. Vários sistemas de classificação da displasia epitelial oral: uma revisão. Int J Adv Health Sci 2015;1(11):20-26.

3. Palaskar S, Patil S, Narang B, Prabhu P, Kathuriya P, Pawar R. Eficácia de várias colorações para estudar as figuras mitóticas na displasia epitelial oral - Estudo piloto. J Dent Allied Sci 2013;2(2):46- 48.

4. Ankle MR, Kale AD, Charantimath S. Comparação da coloração de figuras mitóticas pelas colorações de hematoxilina e eosina e violeta de cristal, em displasia epitelial oral e carcinoma de células escamosas. Indian J Dent Res 2007;18(3):101-5.

5. Akhter M, Hossain S, Rahman QB, Molla MR. Um estudo sobre a classificação histológica do carcinoma espinocelular oral e a sua correlação com as metástases regionais. J Oral Maxillofac Pathol 2011;1(5):168-76.

6. Bancroft GD ,Marilyn Gamble.Teoria e prática das técnicas histológicas

7. Jadhav KB, Ahmed Mujib BR, Gupta N. Crystal violet stain as a selective stain for the assessment of mitotic figures in oral epithelial dysplasia and oral squamous cell carcinoma. Indian J Pathol Microbiol 2012,5(5):283-7.

8. Chatterjee S Quantificação de alterações nucleares em doenças potencialmente malignas utilizando um protocolo de coloração alternativo. J Clin Exp Pathol 2012 ; 2(7):127.

9. 14 Sri Chinthu KK, Harikrishnan Prasad, Kumar GS, Raj Mohan M, Krishnamurthy Anuthama, Yoithapprabhunath TR (2016) Comparação de figuras mitóticas usando hematoxilina e eosina com cristal violeta, azul de toluidina e mancha de Giemsa na displasia epitelial oral e no carcinoma de células escamosas oral. BAOJ Odontologia 2016; 2(1): 007.

10. 18. Kapoor et al contagem mitótica e seu significado na classificação histológica de oscc e displasia epitelial 2013;5(6):35-37.

11. 20. Motiwale G et al. Avaliação da eficácia da coloração a 1% de Crystal Violet & Nuclear Fast Red em comparação com a coloração de Hematoxilina & Eosina para avaliar as

figuras mitóticas em lesões orais pré-malignas e malignas. J Exp Ther Oncol. 2016 Jul;11(3):165-170.

12. Tandon Aetal. Estudo assistido por análise de imagem de figuras mitóticas em displasia epitelial oral e carcinoma de células escamosas usando manchas diferenciais. J Oral Biol Craniofac Res. 2016 Nov;6(Suppl 1):S18-S23

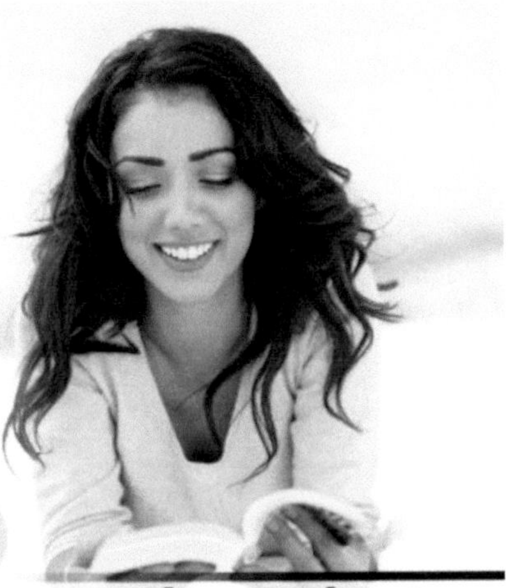

MIX
Papier aus verantwortungsvollen Quellen
Paper from responsible sources
FSC® C105338

Printed by Books on Demand GmbH, Norderstedt / Germany